徐德林 何芋岐 主编

资源开发
与利用

白及

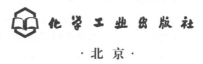化学工业出版社

·北京·

内容简介

《白及资源开发与利用》为作者历时数年，广泛搜集有关白及资源与应用的相关论著和文献报道，谨慎甄别、系统梳理了有关白及生物学特点、化学成分分析、药理药效机制、临床功效与用药特点、资源开发与产业现状等相关研究的结论，认真考证并汇编成书。本书适合中药研发、中药材生产加工企业相关工作者及中药学专业本专科学生、研究生参考使用。

图书在版编目（CIP）数据

白及资源开发与利用/徐德林，何芋岐主编. —北京：
化学工业出版社，2023.4（2023.8重印）
ISBN 978-7-122-42929-2

Ⅰ. ①白… Ⅱ. ①徐…②何… Ⅲ. ①白芨-资源开发
②白芨-资源利用 Ⅳ. ①R282.71

中国国家版本馆 CIP 数据核字（2023）第 023302 号

责任编辑：李少华 装帧设计：史利平
责任校对：宋　夏

出版发行：化学工业出版社（北京市东城区青年湖南街 13 号　邮政编码 100011）
印　　装：涿州市般润文化传播有限公司
710mm×1000mm　1/16　印张 7¾　字数 148 千字　2023 年 8 月北京第 1 版第 2 次印刷

购书咨询：010-64518888　　　　售后服务：010-64518899
网　　址：http://www.cip.com.cn
凡购买本书，如有缺损质量问题，本社销售中心负责调换。

定　　价：49.00 元

本书编写人员

主　　编　徐德林　何芋岐

副 主 编　李小妹　农　璇　金雨凡　史军华

编写人员

徐德林（遵义医科大学）

何芋岐（遵义医科大学）

李小妹（遵义医科大学）

农　璇（遵义医科大学）

金雨凡（遵义医科大学）

史军华（遵义医科大学附属医院）

魏鸿宇（遵义医科大学）

易　星（遵义医科大学）

陈文湘（遵义医科大学）

罗莲莲（遵义医科大学）

苏梦琪（遵义医科大学）

甘　雪（遵义医科大学）

唐海轮（遵义医科大学）

邓宽平（遵义市农科院）

张　禾（遵义湄潭天禾生物科技有限公司、遵义酬勤禾
春农业开发有限公司）

曹　云（遵义市农业农村局）

杨　莹（遵义市农业农村局）

但成丽（遵义市农业农村局）

郑明强（遵义市农业农村局）

杨胜伟（遵义市农科院）

皮发娟（湄潭县农业农村局）

王　勇（湄潭县农业农村局）

杨　宇（湄潭县农业农村局）

序

  顷读留美博士徐德林教授团队编著的《白及资源开发与利用》一书，获益匪浅。白及为常用中药，对多类出血、外伤疮疡疗效显著，亦多用于护肤美容、园林观赏。余习中医数十年，幼时患肺结核及支气管扩张咯血，每藉白及疗治收功，故甚为推崇。

  该书由徐德林教授团队数年辛苦工作，对贵州白及进行多方面研究实验，获得众多成果，并查阅大量文献，汇聚国内前沿科技信息、数据编纂而成！书中特别揭示，白及用途极为宽泛，远非仅传统止血一途，归纳药学免疫功能、修复细胞功能、溶血止血功能三大类。临床具有抗肿瘤、抗氧化、抗菌消炎、促进组织再生、保护黏膜等其他中药不可比拟的神奇而独特的功效。

  这部著作将成为贵州白及产业的航标灯，成为白及产品消费者的引航员。我们从中可以了解到白及广泛强烈的保健功能和药效，其使用价值具有做成大产业的基础。"云南三七、吉林人参、宁夏枸杞、贵州白及"将成为药典中的金句，"酒中茅台、药中白及"，相信在不久的将来，贵州白及必将成为贵州省的支柱产业，成为康药医养的主要珍品，为人类的健康事业做出巨大贡献。

2022. 12. 6

前言 ☁

近年来，人民生活水平日益提高，对健康的关注也日渐增强，同时随着中药材研究的不断深入和人们对民族医药的逐渐认可，从我国积累了数千年的中药材宝藏中挖掘能提升人民健康、服务地方经济发展的品种，被各地融入助力脱贫攻坚和乡村振兴的战略规划中。白及为兰科多年生草本植物，是常用的中药材，在医疗、药业等领域均有十分广泛的用途，是脱贫攻坚和乡村振兴的有力依托。

尽管白及的用途十分广泛，白及潜能的完全释放仍遭遇两方面的难题：一方面，由于人们对白及生物学特性、药理药效、临床应用、资源禀赋的认识不够充分，制约了白及应用的大众普及，导致目前市面上有关白及的流通商品极少、产业链狭窄而脆弱，特别是有高附加值的药品、保健品等产品的研发稀缺，对人民健康、地方经济和社会发展促进作用的挖掘严重不足；另一方面，白及生长发育与药理药效机制的阐释、加工炮制工艺和临床用药要点等相关研究的零散，也使得从事白及资源保护与利用、规模化种植、加工炮制、药物生产、处方用药等业者产生困惑，白及产品的质量受到挑战，致使有逾千年药用历史的白及也易沦入"中医毁于中药"的困境。

为摆脱这两方面的窘境，本书编写团队历时数年，广泛搜集有关白及应用的相关论著与文献报道，系统梳理了有关白及生物学特点、化学成分分析、药理药效机制、临床功效与用药特点、资源开发与产业现状等相关研究的结论，认真考证并汇编成册，以期对后续有关白及基础研究、产品研发、产业升级等提供参考。

由于编者经验不足、水平有限，书中不免有引证不全或查证不够等疏漏甚或错误，敬请读者批评指正，帮助我们修订和完善。此外，书中所提到的中药的用量，会因疾病的复杂多变和多因素的影响而有一定的差异，故仅供参考，实际应用需遵医嘱。

编者

2022 年 10 月

目录

第一章 **概述**

第二章 **白及药学研究**

第三章 白及的临床应用

第四章 白及资源开发与产业发展

参考文献

第一章 ▶▶ 概述

第一节 · 白及溯源

白及是兰科、白及属多年生草本植物白及种 *Bletilla striata* （Thunb.） Reichb. F. 的干燥块茎，在我国已有两千多年的用药历史，其最早被收载于《神农本草经》，且被历代的药典和本草收载，是我国传统的中药材之一。本章节主要介绍白及名称的来源以及古代主要药书中对白及药用功效的记载。

一、白及名称的由来

白及是一种传统的民族中药材，药用历史悠久，药性纯良，但其名称的确切来历众说纷纭，民间主要有两个广为流传的说法。

武将说

西汉时期，有一位将军跟随皇帝去边关征战。因为战事不利，队伍溃败而逃，他只好保护皇帝回京，一路斩杀十余将官。刚想进关，又被六员敌将挡住去路。这位将军横刀立马，力保皇帝先入关内，自己却被困于敌阵。他连日征战，身体疲劳，加之寡不敌众，多处负伤，仍忍痛拼杀回营，但被一支冷箭射落马下，幸得己方士兵救起。

皇帝命太医急救。太医把将军断的筋骨接上，其他外伤也妥善包扎，但肺部因箭矢射穿，反复吐血，命悬一线。太医们束手无策。皇帝盛怒，诏告天下名医入宫诊治。很快，一位老农拿着几株叶像棕榈、根似菱角的草药献进皇宫，说："请把这药草烘干磨成粉，一半冲服，一半敷在伤口。"太医们别无良方，只能照办。孰料将军用药后不久便有疗效，停止吐血。老农婉拒了皇帝的丰厚奖赏，说："我什么也不要，只求圣上把这药草写进医书，告知天下，让更多人能用此药治好肺伤出血。"皇帝答应，问这药草名字，老农答："还没名字，请圣上赐名。"皇帝想了想，问老农："你叫什么呢？"老农回答"白及"。皇帝会意一笑："好，此后这药草便叫白及。"于是，"白及"得以载入医书。

死囚说

　　从前，在一个县衙大牢里关押着不少犯人，看管的老狱卒，为人正派，心地善良，对犯人从来没有打骂过，还时常与犯人谈心，关心他们的生活。一天，一个叫白及的死囚忽然病危，老狱卒忙去禀告县官。县官听后微微一笑说："再过一个月，白及就要砍头了，现在死了，也省了我们一刀。"老狱卒听了心想：虽说罪大该死，但毕竟未到刑期，生病还是要医治的。于是，他瞒着县官，从外面请其友张郎中到大牢里给白及治病，自己为白及付了药费。没过几天，白及的病竟然好了，白及为此很受感动。

　　转眼 20 多天过去，白及的刑期到了。白及告诉老狱卒："我 7 次犯重罪，屡遭刑讯拷问，肺部受伤以至呕血，多亏我有一秘方，皆靠此药止血复原。为感激您的救命之恩，我将药方告诉您：用白根为末，米汁调服，其效如神。然白根不宜与乌头同用，且不可与制川乌、制草乌、川乌、草乌和附子同用，放置的地方也须通风干燥。"后来白及被处死，其胸部被剖开后，果见其肺部有十余处伤的窍穴，却都已经被填补起来。老狱卒后转告其友张郎中，张郎中用此方偶治一咳血不止的垂危病人，次日即止血而终救其性命。张郎中随即来问药方名字，老狱卒因年老记性差，只记得是白及献的药方，却把药名忘掉了，便回"白及"。因此，白根即更名为"白及"，其药用也在民间广为流传。

　　除白及的叫法外，民间还有白给、连及草、白根、甘根、紫蓝根、苞舌等提法，在各数据库中还有大量文献将其称作"白芨"，可能是广受《四川省药材标准》（1987 年版）中录为"白芨"的影响。然而，翻阅《神农本草经》《本草纲目》等书籍，并没有发现有"白芨"的记录，无法佐证其中相关的论述。1963 年国家药典委员会首次将白及写入《中国药典》并以法规形式规范其称谓，统一书写为"白及"，故《中国药典》自 1963 年至 2020 年以来共经历了数次修订、增补，每版均用"白及"这个唯一书写方式。

二、白及的历代药用记载

　　神话的民间流传难以让人采信，但历代中药典籍确有明确记载。白及最早即出现在《隋书·经籍志》所录之《神农本草》（四卷，雷公集注）。南北朝时期，陶弘景开始整理古代的《神农本草经》，增收魏晋时期名医所用的新药，著成《本草经集注》七卷，其中描述白及："近道处处有之。叶似杜若，根形似菱米，节间有毛。方用亦稀，可以作糊。"

　　到了唐朝时期，药材配方研究有了较大发展，出现了许多优秀的名医，如孙思邈、王焘等。孙思邈在《备急千金方》（要卷二十二）中提到"漏芦汤方"："漏芦白及黄芩……上十味，咀，以水一斗，煮取三升，分三服，快下之，无药处，单用大黄下之良。白及在《外台》宋古本中作'白蔹'。"《外台》全名《外台秘要》，是王焘被贬官到房陵后，于公元752年撰写而成，全书共四十卷，观点新颖，记载详细，论述准确，堪称医学经典。这两本经典的记述中，均将白及称作"白蔹"。

宋朝开宝年间，太祖赵匡胤诏命刘翰、马志等人修订《开宝新详定本草》，后由李昉、王佑、扈蒙等重加校勘，全书共二十一卷，命名《开宝重定之本草》。文中提到："白及……（陶隐居云）近道处处有之……方用亦希，可以做糊。"到宋太宗时期，因赵光义留心医药，曾经将任地方官时收集的千余首方剂公示天下，并命翰林医官院搜集民间散落的各种方剂达16834首，让王怀隐会同副使王祐、郑奇以及医官陈昭遇等人共同参对编类，每部均首列《诸病源候论》条文，次述方药，终于在淳化年间汇编、刊印成长达一百卷的医学巨著，宋太宗亲自作序，御制为《太平圣惠方》。其中记载了白及散处方：白及一分、细辛一分、防风一分（去芦头）、柏子仁一分，该方剂可用来治疗先天或后天性脑积水。南宋时期朱佐编撰的《朱氏验方集》（卷七）中记载的白及散方剂的制备方法和用途为：将白及制成粉末，熬成粥服饮，主治出血、吐血、肺出血。

元朝时期的医学得到了进一步发展，设置了广泛的医学学校。名医许国祯收集了宋、金、元三朝的医药方剂，编写了《御药医方》，是我国现存最早、最完整的宫廷医药方剂集。《御药医方》（十卷）中记载了金伤散中药方剂沿用至今，其处方：白及、乳香各一两，龙骨半两，石灰（远年者佳）半斤，黄丹少许。该方剂有热凉血、消肿止痛、生肌长肉的功效，主治刀剑所伤的出血，骑马摔落磨皮出血。《御药医方》中还记载了七白膏，其处方：香白芷、白蔹、白术（各一两），白茯苓（去皮，三钱），白及（半两），白附子（三钱，生），细辛（去叶土，三钱）。此处方可用来洗脸、敷面膜。从上可知，在元朝时期，白及除用于治疗止血，已开始应用于美容养颜。

明朝出现许多经典医学典籍，例如《普济方》《本草纲目》和《景岳全书》等。《普济方》（卷二十九）中记载了白及散方剂，处方：白及、乌鱼骨、紫参、黄芩、龙骨各二钱。此方剂主治痤疮。名医李时珍在《本草纲目》中详细记载了应用白及治疗多种疾病的处方，如鼻血不止、肺出血、痤疮、刀伤、骨折等疾病。如用口水调白及末涂鼻梁上低处（名"山根"），或取白及末一钱，水冲服，主治鼻血不止。综上所述，运用白及来治疗疾病的方法时至明朝时期逐渐走向多样化。

清朝时期，在前期积累了许多运用白及来治疗疾病的方剂的同时，白及还被用来治疗皮肤疾病和肺部萎缩等。清代梁文科编撰的《集验良方》（卷一）中关于白及的描述："白及1两5钱，土槿皮2两，槟榔1两，白芷1两，斑蝥40枚，白信4分（研末），伏龙肝4两。用高粱酒3斤，或顶香糟烧，并药入瓷瓶内封固，浸7日可用治疗皮肤癣。"清代沈善谦编撰的《喉科心法》（卷下）中记载了白及可用于治疗肺叶萎缩、肺部溃烂。随后，传统民族中药白及的用途越来越广泛，白及的资源开发得到了初步的发展。

历代药典记载了白及的治疗功效和处方方剂，为白及的临床用药实践积累了宝贵的经验。1963 年，国家药典委员会首次将白及载入《中国药典》（第二版），文中介绍白及具有补肺、止血、生肌、敛疮的功能，主治肺伤咳血、鼻衄、外治金疮出血、烫伤、手足皲裂，并较为详细地记载了白及的来源、鉴别、用量以及注意事项等，规范了白及在中药治疗中的用药。

第二节 · 白及的分类与鉴定

随着中药材应用的拓展和药理效果不断证实，国内外近年来越来越重视天然药物的发掘与开发，白及也日益变成中药界的"宠儿"，被广泛应用于治疗各种疾病，科研及医护人员也不断地挖掘白及身上的用药价值。

白及市场需求日益增大，而野生资源急剧减少，市场曾一度出现供不应求、价格飙升的情况，导致白及伪劣掺杂的市场现象十分严重。

本节主要介绍白及的分类与鉴别，为白及资源鉴定提供基础的理论依据，在保障白及药材质量及安全用药方面具有现实意义。

一、白及植物学特征

白及是兰科（Orchidaceae）、白及属的多年生草本植物，可以按照花色、多糖含量、个头大小、外观形态将其分成不同的类型。按花色分为黄花白及、白花白及、紫花白及；按多糖含量不同分为糯白及、水白及；按照个头大小分为大白及、小白及、巨茎白及；按照外观形态分为蝴蝶白及、羊角白及、龟白及、圆白及、三叉白及。事实上，上述品类之间可通过自然和人为杂交，使得市场流通的白及品类不低于 70 种。

根据物种的分类，全世界范围内目前已鉴别出白及 6 个种，我国境内发现的有 4 个种，即白及 *Bletilla striata*（Thunb.）Reichb. F.、华白及 *B. sinensis* Schltr.、黄花白及 *B. ochracea* Schltr.、小白及 *B. formosana* Schltr.。

1. 白及

生于海拔 100～3000m 的常绿阔叶林、栎树林或针叶林下、路边草丛或岩石缝中，产于贵州、广东、广西、四川、湖北、浙江、江苏、安徽、陕西、甘肃、福建等省区，在北京和天津有栽培。朝鲜半岛和日本也有分布。其植株高 18～62cm。假鳞茎扁球形，上面具荸荠似的环带，富黏性。茎粗壮，劲直。叶 4～6 枚，狭长圆形或披针形，长 8～29cm，宽 1.5～4cm，先端渐尖，基部收狭成鞘并抱茎。花序具 3～10 朵花，常不分枝或极罕分枝；花序轴或多或少呈"之"字状曲折；

花苞片长圆状披针形，长 2～2.5cm，开花时常凋落；花大，紫红色或粉红色；萼片和花瓣近等长，狭长圆形，长 25～30mm，宽 6～8mm，先端急尖，花瓣较萼片稍宽，唇瓣较萼片和花瓣稍短，倒卵状椭圆形，长 23～28mm，白色带紫红色，具紫色脉，唇盘上面具 5 条纵褶片，从基部伸至中裂片近顶部，仅在中裂片上面为波状，蕊柱长 18～20mm，柱状，具狭翅，稍弓曲。花期 4～5 月，果期 10 月。

2. 华白及

产于云南省，生于海拔 800～900mm 的山坡下，植株高 15～18cm。假鳞茎近球形，直径 1～1.5cm。茎直立，粗壮。叶 2～3 枚，基生，披针形或椭圆状披针形，长 5～11cm，宽 0.8～2.6cm，先端急尖或渐尖，基部收狭成鞘并抱茎。花葶从叶丛中伸出，纤细，直立，长 10～15cm，具 2～3 朵花；花苞片长圆状披针形，长 5～8mm，先端急尖，较子房稍短或与子房近等长，开花时常凋落；子房细圆柱形，扭转，长 7～9mm；花小，淡紫色，或萼片与花瓣白色，先端为紫色；萼片线状披针形，长 11～13mm，宽约 3mm，先端近急尖；花瓣披针形，长 11～13mm，宽约 3mm，先端急尖；唇瓣白色，长椭圆形，具细斑点，先端紫色，长 11～13mm，宽 5～6mm，近基部渐狭，凹陷成舟状，前部渐狭、不裂或突然收狭而呈不明显的 3 裂，边缘具流苏状的细锯齿；唇盘上面具 3 条纵脊状褶片；褶片具流苏状的细锯齿或流苏；蕊柱棒状，长 8～9mm。花期 6 月。

3. 黄花白及

产于贵州、云南、陕西、甘肃、河南、湖北、湖南、广西、四川等省区。生于海拔 250～2300m 的常绿阔叶林、针叶林或灌丛下、草丛中或小沟边。植株高 25～55cm。假鳞茎扁斜卵形，较大，上面具荸荠似的环带，富黏性。茎较粗壮，常具 4 枚叶。叶长圆状披针形，长 8～35cm，宽 1.5～2.5cm，先端渐尖或急尖，基部收狭成鞘并抱茎。花序具 3～8 朵花，通常不分枝或极罕分枝；花序轴或多或少呈"之"字状曲折；花苞片长圆状披针形，长 1.8～2cm，先端急尖，开花时凋落；花中等大，黄色或萼片和花瓣外侧黄绿色，内面黄白色，罕近白色；萼片和花瓣近等长，长圆形，长 18～23mm，宽 5～7mm，先端钝或稍尖，背面常具细紫点；唇瓣椭圆形，白色或淡黄色，长 15～20mm，宽 8～12mm，在中部以上 3 裂；侧裂片直立，斜的长圆形，围抱蕊柱，先端钝，几不伸至中裂片旁；中裂片近正方形，边缘微波状，先端微凹；唇盘上面具 5 条纵脊状褶片；褶片仅在中裂片上面为波状；蕊柱长 15～18mm，柱状，具狭翅，稍弓曲。花期 6～7 月。

它与白及植株形态相似，区别是花为黄色；药用的干燥块茎和用途与白及相同。在民间，黄花白及常充当白及的替代品，其药物功效几乎与白及等同，分布范围也很广。

4. 小白及

主要产于贵州、四川、广西、陕西、甘肃、江西、台湾、云南中部至西北部和西藏东南部。生于海拔 650～3200m 的常绿阔叶林、栎林、针叶林下、路边、沟谷草地或草坡及岩石缝中。植株高 15～50cm。假鳞茎扁卵球形，较小，上面具荸荠似的环带，富黏性。茎纤细或较粗壮，具 3～5 枚叶。叶一般较狭，通常线状披针形、狭披针形至狭长圆形，长 6～20（～40)cm，宽 5～10（20～45)mm，先端渐尖，基部收狭成鞘并抱茎。总状花序具（1～）2～6 朵花；花序轴或多或少呈"之"字状曲折；花苞片长圆状披针形，长 1～1.3cm，先端渐尖，开花时凋落；子房圆柱形，扭转，长 8～12mm；花较小，淡紫色或粉红色，罕白色；萼片和花瓣狭长圆形，长 15～21mm，宽 4～6.5mm，近等大；萼片先端近急尖；花瓣先端稍钝；唇瓣椭圆形，长 15～18mm，宽 8～9mm，中部以上 3 裂；侧裂片直立，斜的半圆形，围抱蕊柱，先端稍尖或急尖，常伸达中裂片的 1/3 以上；中裂片近圆形或近倒卵形，长 4～5mm，宽 4～5mm，边缘微波状，先端钝圆，罕略凹缺；唇盘上具 5 条纵脊状褶片；褶片从基部至中裂片上面均为波状；蕊柱长 12～13mm，柱状，具狭翅，稍弓曲。花期 4～5（～6）月。小白及与白及的原植物近似，但较为粗壮，干燥后块茎则较为瘦小且短，外有明显的纵皱，呈黄色或黄棕色。

小白及性苦、寒，其作用不如白及。我国出产的四种白及的特征汇总比较如表1-1 所示。

表1-1 中国出产的四种白及的特征比较

项目	白及	华白及	黄花白及	小白及
产地	贵州、广东、广西、四川	云南	贵州、云南、陕西、甘肃	贵州、四川、广西
生长海拔	100～3000m	800～900m	250～2300m	650～3200m
株高	18～62cm	15～18cm	25～55cm	15～50cm
假鳞茎	扁球形	近球形	扁斜卵形	扁卵球形,较小
茎形态	茎粗壮,劲直	茎直立,粗壮	茎较粗壮	茎较纤细或较粗壮
叶数	4～6 枚	2～3 枚	常具 4 枚叶	3～5 枚
叶长	长 8～29cm,宽 1.5～4cm	长 5～11cm,宽 0.8～2.6cm	长 8～35cm,宽 1.5～2.5cm	长 6～20cm,宽 5～10cm
花序	3～10 朵花	2～3 朵花	3～8 朵花	2～6 朵花
花色	紫红色或者粉红色	淡紫色	黄色	粉红色或淡紫色
花轴序	"之"字状曲折	"之"字状曲折	"之"字状曲折	"之"字状曲折

二、白及的鉴定

（一）白及饮片性状鉴定

白及饮片呈不规则扁圆形，多有 2～3 个爪状分枝，长 1.5～5cm，厚 0.5～1.5cm。表面为灰白色或黄白色，有的发生褐变则颜色较深，皱缩不明显，有数圈同心环节和棕色点状须根痕，上面有凸起的茎痕，下面有连接另一块茎的痕迹。其质地坚硬，不易折断，断面类白色，角质样，可见散在的点状维管束，无外露纤维。气微，味苦，嚼之有黏性。图 1-1 为白及药材正品形态。

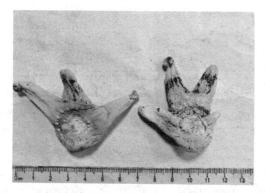

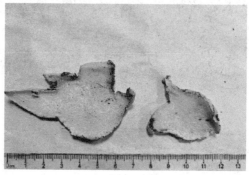

图 1-1　白及干燥块茎（上）和切片（下）外观形态

（二）显微鉴定

首先将样品粉末用史氏液（甘油醋酸）装片，其次用水合氯醛浸泡 24h 进行软化，起到一定透化效果。用 Cryotome E 冰冻切片机切片，切片厚度为 35～50μm，水合氯醛透化，甘油酒精装片，用 Nikon 50 Ⅰ显微镜观察，Nikon DS-Fi1 数码成像系统拍摄。取部分表皮，用刀片轻轻剥去多余组织，常规方法制成透化片，显微镜下观察表皮特征。淀粉粒的确认用碘试液，草酸钙结晶的确认用稀盐酸，黏液细胞的确认用墨汁和亚甲蓝试液。

　　粉末呈淡黄白色，表皮细胞表面观垂周壁波状弯曲，加厚，木化，孔沟明显，纹孔较为密集。下皮细胞呈多角形，壁稍弯曲，有的连珠状增厚。黏液细胞较多，散在分布皮层中，草酸钙针晶束存在于大的类圆形黏液细胞中，或随处散在，针晶长 $13\sim104\mu m$。维管束多数，散在分布，有限外韧型，韧皮部外侧环被排列紧密的木化纤维束。壁木化，具人字形或椭圆形纹孔，纤维旁的类方形细胞中含有硅质块。壁厚 $3\sim15$（~23）μm，壁木化，螺纹、网纹导管，直径 $10\sim32\mu m$。糊化淀粉粒团无色。未糊化淀粉粒，脐点呈人字形或裂隙状，直径 $6\sim21\mu m$（图 1-2 和图 1-3）。

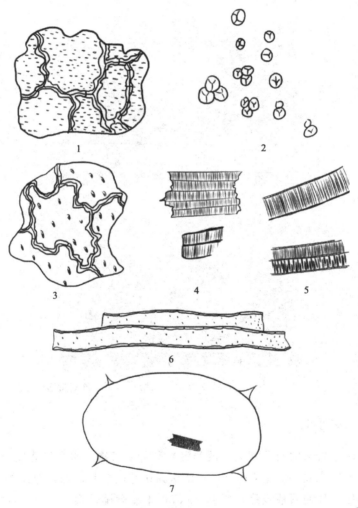

图 1-2　白及粉末显微特征图

1—表皮细胞；2—淀粉粒；3—下皮细胞；4—草酸钙针晶；

5—导管；6—纤维；7—黏液细胞

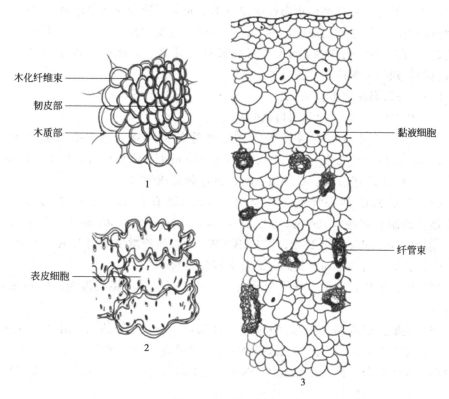

木化纤维束
韧皮部
木质部

1

表皮细胞

2

黏液细胞

纤管束

3

图 1-3 白及显微图
1—维管束；2—表皮细胞；3—横切面

（三）理化鉴定

取白及粉末 2g，加 70％甲醇 20mL，超声处理 30min，滤过，滤液蒸干，残渣加水 10mL 使溶解，用乙醚振摇提取 2 次，每次 20mL，合并乙醚液，挥发至 1mL，作为供试品溶液。另取白及对照药材 1g，同法制成对照药材溶液，作为对照品。

薄层色谱法：吸取供试品溶液 5～10μL，对照药材溶液 5μL，分别点于同一硅胶 G 薄层板上，以环己烷-乙酸乙酯-甲醇（6∶2.5∶1）为展开剂，展开、取出、晾干，喷以 10％硫酸乙醇溶液，在 105℃加热数分钟，放置 30～60min。供试品色谱中，在对照品色谱相应的位置上，即具有相同的比移值，显示相同颜色的斑点；置紫外光灯（365nm）下检视，显相同的棕红色荧光斑点。

（四）分子鉴定

1. DNA 条形码鉴定

DNA 条形码是利用基因组中一段公认的标准短序列来进行物种鉴定的分子诊

断新技术，继而不受样品的形态性状以及不受研究者的专业水平限制，避免了主观人为的判断和客观条件的影响，具有操作简单、重复性高等特点而尤其适合药用植物鉴定。ITS2 条形码作为 DNA 条形码候选序列之一，在植物近缘种亲缘关系、药材真伪鉴别等方面应用广泛。

DNA 条形码鉴定步骤如下。

(1) 取 200mg 紫花白及组培嫩叶；

(2) 用灭菌剪刀剪碎后置于 −20℃预冷的研钵中，加 700μL 提取缓冲液 (4℃)［含 100mmol/L Tris-HCl (pH 8.0)、40mmol/L EDTA (pH 8.0)、1.4mol/L NaCl、1%的 β-巯基乙醇、3% CTAB］，迅速研磨成匀浆；

(3) 转至 2mL 离心管中，4℃ 4000r/min，离心 1min，弃上清，加入 500μL 65℃预热细胞裂解液［100mmol/L Tris-HCl (pH 8.0)，50mmol/L EDTA (pH 8.0)］，1.5mmol/L NaCl，2% CTAB (W/V)，涡旋震荡混匀 15s；

(4) 65℃水浴 20min，其间轻柔颠倒混匀数次；

(5) 加入等体积氯仿：异戊醇 (24：1，V/V)，轻柔颠倒混匀，12000r/min，离心 5min；

(6) 吸取上层水相 500μL（勿吸取中间层白色物）至新的 1.5mL 离心管；

(7) 加入 50μL 4℃预冷 3mol/L NaAc，轻柔混匀后再加入 500μL −20℃预冷异丙醇，颠倒混匀，出现白色絮状 DNA，用 1mL 灭菌移液枪头将絮状 DNA 吸至新的 1.5mL 离心管中；

(8) 用 75%乙醇洗涤两次，无水乙醇洗涤一次，置阴凉通风处晾干离心管中絮状 DNA 至无明显酒精味；

(9) 最后，用 60μL 灭菌 ddH$_2$O 溶解 DNA，加入 10μL Rnase A，颠倒混匀，−20℃保存备用。序列扩增选用 ITS2 通用引物 ITS2F (5′-ATGC-GATACTTG-GTGTGAAT-3′) 和 ITS3R (5′-GACGCTTCTCCAGACTACAAT-3′)。PCR 反应体系（主要由引物、4 种 dNTP、Taq DNA 聚合酶、靶序列 DNA 和 PCR 反应缓冲液体系组成）为 25μL，体系内包含 2×Tag PCR Mix 12.5μL，引物 (2.5μmol/L) 各 1.0μL、模板 DNA 2μL，双蒸 8.5μL。扩增程序为 94℃变性 5min，经过 40 个循环（94℃变性 30s，56℃退火 30s，72℃延伸 45s），最后 72℃延伸 10min。PCR 扩增产物采用 1%琼脂糖凝胶电泳进行检测，对清晰、明亮、单一电泳条带所对应的 PCR 产物双向测序。用测序峰图应用 Codon Code ALigner V4.2.4 (Codon-Code Co，USA) 校对拼接，去除低质量序列和引物区，46 条序列的两端 5.8S 和 28S 除去（采用基于隐马尔可夫模型 Hmmer 注释方法），以获得 ITS2 间隔区序列。将所有序列用 MEGA5.0 软件进行分析比对，计算 K2P 遗传距离值并建立 NJ 系统发育树。利用 ITS2 序列作为 DNA 条形码，结合 ITS2 序列的二级结构可以有效地鉴定白及及其混伪品。

2. 基于位点特异性的 PCR 快速鉴定

采用碱提法提取各药材样品基因组 DNA，用核酸定量分析仪检测 DNA 的浓度及纯度。在 NCBI (national center for biotechnology information, NCBI, 美国国立生物技术信息中心) 下载白及、伪品的核糖体基因 (rDNA) 和叶绿体基因 (ctDNA) 序列；NCBI 数据库中若无伪品药材的序列，因此选用通用引物对它们的进行扩增和测序，相关序列已呈递到 NCBI 数据库。运用 CLustaLX 2.1 软件对以上序列进行排序、比对、分析，找出白及的特异性位点 (SNP)。运用 Primer Premier 5.0 软件针对获取的 SNP 位点设计引物。调整参数，使其 3′末端与白及的 SNP 位点碱基互补，并引入错配碱基以提高延伸反应的特异性。根据引物的 Tm 值 (DNA 溶解温度) 及扩增产物的长度设置 PCR 扩增反应体系与扩增程序，筛选白及和混伪品的鉴别引物。白及 rDNA ITS 片段的第 395 位碱基为胞嘧啶 (C)，可作为白及序列的 SNP 位点；引物 BJ59-412F/R 能特异性扩增白及的 DNA，产生约 354bp 的单一条带，其产物经荧光检测呈现绿色荧光，混伪品均无反应发生。

第二章 ▶▶ **白及药学研究**

　　白及是一种传统的民族中药材，有多种药理作用，其化学成分复杂多样。本章主要对白及化学成分的提取、分离、鉴定及其化学成分进行论述。

第一节·白及的化学成分研究

　　化学成分是中药材发挥药效的物质基础，借助 HPLC、UPLC、LC-MS/MS 等方法已从白及块茎中分离出联苄类、菲类、糖苷类、花色素类、甾类、醚类、萜类、酯类等 90 多种化合物。本节简要介绍了白及成分分离与鉴定的主要方法，并概述了从白及中分离出来的化合物，为建立起合理高效的白及质量控制方法和评价标准提供参考。

一、成分提取与鉴定

（一）药用成分提取方法

　　中药有效成分的提取方法主要有煎煮法、半仿生提取法、超临界萃取法、酶提取法等 17 种，其中传统方法有 7 种，现代方法有 10 种。

1. 成分分离提取的传统方法
　　长期以来，中药成分分离提取最常用的方法主要包括煎煮法、浸渍法、回流提取法。

　　（1）煎煮法

　　煎煮法是我国最早使用的传统的提取方法，多以水作溶剂，将中药材加热煮沸 2～3 次，以提取其所含成分。此法适用于药效成分对热较稳定且能溶于水的药材，方法简便易行，能煎出大部分有效成分，但煎出液中杂质较多，且易发生霉变、腐败。根据煎煮法加压与否，该法可分为常压煎煮法和加压煎煮法。常压煎煮法适用于一般性药材的煎煮；加压煎煮法适用于药效成分在高温下不易被破坏，或在常压下不易煎透的药材。刘光斌等提取白及多糖（bletilla striata polysaccharide，BSP）采用的是煎煮法，煎煮之前进行预处理，浸泡药材 24h，加入了一定量的天然澄清剂（Ⅱ型 ZTC1+1）进行吸附澄清精制。此方法提取得到 BSP 的含量为 44.4%，乙醇用量比常规煎煮法更少，且澄清剂无残留。

（2）浸渍法

浸渍法是先将中药粗粉装入适当的容器中，然后加入适宜的溶剂（如乙醇、水等）浸渍药材，以溶出其中有效成分。该法尤其适用于有效成分遇热易挥发和易破坏的药材、黏性药材、无组织结构的药材、新鲜及易于膨胀的药材、价格低廉的芳香性药材，不适于贵重药材、毒性药材及高浓度制剂。按提取温度和浸渍次数，该法可分为热浸渍法、温浸渍法、冷浸渍法和重浸渍法等。该法操作时间较长，且往往不易完全浸出有效成分，最好采用多次浸渍，以减少由于药渣吸附导致的损失，提高提取率。程安媛等提取 BSP 用的是浸渍法，提取前先进行预处理，用 10 倍蒸馏水浸渍提取白及颗粒，使水温保持在 70℃，浸渍 30min，重复 3 次后用有机溶剂精制处理提取液，获得 BSP 含量 63.7%。

（3）回流提取法

回流提取法是以易挥发的有机溶剂（如乙醇、石油醚等）为溶剂，在回流装置进行加热提取，连续回流提取法则是采用少量溶剂，通过连续回流进行提取，直至基本提尽有效成分为止。董建新等采取在 100℃下回流提取 3h 的方法，采用 1∶34（g∶mL）的料液比，85% 的乙醇浓度，醇胶采取 8∶1 的质量比，醇沉 6h 的情况下，BSP 提取率可达 26.44%[18]。陈美君用白及粉末回流提取 2h，醇沉，得到的 BSP 平均含量为 63.83%。由于回流提取时要加热，常使用热水提取，应用水提醇沉以达到较好的提取效果，然而该方法溶剂用量较大，且高温可能降低目标产物的得率，故对含受热易破坏成分的药材或成分并不适用。

2. 成分提取的新方法

随着技术的革新和新技术的融合，发展出一系列新的分离方法，包括超声提取法、超临界流体萃取法、微波辅助提取法、酶解提取法、连续逆流提取法。

（1）超声提取法

超声提取法是利用超声波辅助提取植物活性成分物质，原理是利用超声的空化作用对细胞膜的破坏，有助于活性成分的释放与溶出，超声波使提取液不断振荡，有助于溶质扩散，同时超声波的热效应使水温基本维持在一定温度，对原料有水溶作用。因此，超声波法大大缩短了提取时间，提高了有效成分的提取率及原料的利用率。刘煜等取用白及粉末为原材料，采用表面活性剂辅助超声法提取 BSP，表面活性剂优选结果为聚乙二醇（PEG）系列的 PEG-400，其用量为 0.1g，料液比采用 1∶30（g∶mL），超声功率为 126W 的提取工艺下，提取 80min，获得 BSP 的最大得率为 21.81%。

（2）超临界流体萃取法

超临界流体萃取法是利用温度和压力略超过或接近临界的、介于气体和液体之间的流体作为萃取剂,从固体或液体中萃取某种高沸点和热敏性成分,以达到分离和提纯的目的。其介质通常为 CO_2,对产品无毒,特别适合于医药、食品添加剂等产品的提取。与一般的萃取分离技术相比,超临界流体提取法具有操作周期短、提取效率高、无溶剂残留及有效成分和热不稳定成分不易被分解等优点,可用于一些挥发油及其他有效成分的提取。前人采用超临界流体萃取法对粉碎的白及块茎用95％乙醇浸泡回流提取 3 次,每次 3h,减压浓缩提取液得乙醇浸膏,将其分散于水中,用石油醚脱脂后,再依次用乙酸乙酯、正丁醇萃取。减压浓缩萃取物得正丁醇萃取部位浸膏,该部位浸膏再次经乙酸乙酯浸泡提取浓缩提取物,得到正丁醇萃取部位乙酸乙酯可溶物。该过程中,粉碎粒度、提取压力和温度是影响成分分离的关键工艺参数,当三者分别为 50 目、27MPa 和 50℃时的提取率可以达到 1.28％的最大值。

(3) 微波辅助提取法

利用微波强化固液浸取过程是颇具发展潜力的一种新型辅助提取技术,原理是微波射线辐射于溶剂并透过细胞壁到达细胞内部,导致植物细胞内的极性物质尤其是水分子吸收微波能,使细胞内部温度升高,压力增大,当压力超过细胞壁的承受能力时,细胞壁破裂,位于细胞内部的有效成分从细胞中释放出来,传递、转移到溶剂周围被溶剂溶解。本法具有选择性高、重现性好、提取时间短、节省溶剂、节能、污染小、易挥发性成分提取得率高以及不需要特殊的分离步骤等优点,适用于许多中药有效成分的提取。宋志姣等以粗 BSP 提取率为指标,采用小白及假鳞茎为材料提取 BSP,优化工艺条件,在 40％额定微波功率下微波 50s,在 60℃下浸提90min,BSP 的得率为 38.33％。

(4) 酶解提取法

中药的有效成分经常与蛋白质、果胶、淀粉、植物纤维等杂质混合,这些杂质不但影响植物细胞中活性成分的浸出,而且影响中药液体制剂的澄清度。选择恰当的酶,不但可将这些杂质去除,而且可通过酶反应较温和地将植物组织分解,加速有效成分的释放提取,还可促进脂溶性成分转化为易溶于水的成分而有利于提取。酶解法能提高有效成分的收率,具有较大的应用潜力。朱富成等采用果胶酶辅助法提取 BSP,经过优化,得出最佳的果胶酶添加量为 12％,在 52℃下酶解 82min,此法获得 BSP 的提取率为 64.8％。另外,吴威等在对白及中的天然化合物进行酶解法的提取实验表明,酶法提取物中的化学成分种类比纯水提取和醇提取丰富,且水溶性物质提取率较高;另外,虽然酶解法对提取白及中的天然化学成分有着较大的优势,但为发挥酶提取技术的最大优势,除了严格控制酶反应时间外,还须综合考虑酶解温度、pH 值、底物的浓度、抵制剂和激动剂等酶反应条件对白及提取效果的影响。

(5) 连续逆流提取法

采用连续逆流提取法通过多个提取单元之间物料和溶剂的合理浓度梯度排列以及相应的流程配置,结合物料的粒度、提取单元组数、提取温度和提取溶剂量,循环组合,对物料进行提取。在提取过程中,溶剂与药材逆流顺序通过并保持一定的接触时间。与单罐提取相比，该法可使药物提取液浓度大幅增加，提取效率高，溶剂和热能损耗降低。试验发现，加压逆流提取法可使冬凌草提取液浓度增加 19 倍，溶剂热能单耗分别降低 40% 和 57%。孙达峰等采用连续逆流提取法提取 BSP，以 1：14 的料液比在 60℃ 下提取 3h，BSP 得率可达 90.5%。

除以上几种方法，传统方法还有渗漉法、水蒸气蒸馏法、升华法以及沉淀法，新方法还有半仿生提取法、空气爆破提取法、旋荷电提取法、旋流提取法和液泛提取法等，也都可用于中药材等的成分提取，见表 2-1。

（二）成分鉴定方法

中药化学成分结构的鉴定建立在样品纯度的基础上进行测定，若被测样品达不到一定纯度，则无法鉴定结构式。纯度可通过化合物的物理性质（结晶形状、色泽、熔点）和色谱法等进行测定，而鉴定结构式采用的方法有化学法、色谱法、波谱法等。其中，波谱法是更为准确的常用鉴定方法，包括紫外光谱（UV）法、红外光谱（IR）法、核磁共振（H-NMR、C-NMR）法、质谱（MS）法等。

（1）化学法　即利用化合物通过化学反应来进行鉴定，但这种方法一般用于明确结构或者结构相似的化合物。主要对官能团以及其他特殊结构的鉴定，此种方法在中药有关方面使用较少。

（2）色谱法　即待分离物质分子在固定相和流动相之间分配平衡的过程，不同的物质在两相之间的分配会不同，这使其随流动相运动速度各不相同，随着流动相的运动，混合物中的不同组分在固定相上相互分离。将标准样品与测试样品对比即可鉴定白及中相应成分。

（3）波谱法　即物质在光（电磁波）的照射下，引起分子内部某种运动，从而吸收或散射某种波长的光，将入射光强度变化或散射光的信号记录下来，得到一张信号强度与光的波长或波数（频率）或散射角度的关系图，用于物质结构、组成及化学变化的分析。

① 紫外光谱（UV）法：分子吸收波长范围在 200～800nm 区间的电磁波产生的吸收光谱为紫外-可见吸收光谱，为电子跃迁光谱。含有共轭双键、发色团及具有共轭体系的助色团分子在紫外及可见光区域产生的吸收即由相应的 $\pi \rightarrow \pi^*$ 及 $n \rightarrow \pi^*$ 跃迁所引起，因此紫外光谱主要用于鉴定结构中共轭体系的有或无。

② 红外光谱（IR）法：分子中价键的伸缩及弯曲振动将在光的红外区域产生吸收，其中 2.5～25μm 的中红外区（即 4000～400cm⁻¹ 波数处）为多数光能团的基频振动吸收峰区，故用于判断结构中某些官能团的有或无。

③ 核磁共振（NMR）法：随着傅里叶变换波谱仪的诞生，除 ¹H 核外，¹³C 核的研究自 20 世纪 70 年代中期也得以迅速开展，大量有磁矩的放射性核素的"多核"研究也广为进行，包括 ¹⁵N、¹⁹F、¹³P 等。伴随着二维、三维核磁技术，NMR 现已成为结构测定的主要谱学方法，在结构研究中发挥着巨大作用。

表2-1　常用的中药材成分分离提取方法比较

方法	溶剂/介质	操作条件	适用范围	优点	缺点	备注
煎煮法	水	加热煮沸	药效成分对热较稳定，能溶于水的药材	方法简便易行，能煎出大部分有效成分	煎出液中杂质较多，易发生霉变、腐败	常压煎煮法适用于一般性药材的煎煮；加压煎煮，适用于药效成分不易被破坏，成分不易煎透的药材，或在常压下不易煎透的药材
浸渍法	乙醇/水	室温	有效成分遇热易挥发和易破坏的药材，黏性药材；新鲜及易于膨胀的药材；价格低廉的芳香性药材	—	操作时间较长；不易完全浸出有效成分	采用多次浸渍，减少药渣吸附导致的损失，提高提取率
回流提取法	乙醇/石油醚	加热	—	采用少量溶剂，可基本提尽有效成分	含受热易破坏成分的药材不适用	—
超声提取法	—	超声波	—	缩短了提取时间，提高了有利的提取率及原料利用率	—	—
超临界流体萃取法	CO_2	温度和压力略超过或接近临界值的，小于气体和液体之间的流体作为萃取剂	医药、食品添加剂等产品的提取	操作周期短，提取效率高；无溶剂残留；有效成分和热不稳定成分不易分解	对生产设备的工艺要求较高	可用于一些挥发油及其他有效成分的提取，选择性高、收率、低毒是其他方法不能比拟的
微波辅助提取法	微波	—	许多中药有效成分的提取	选择性高；重现性好；省溶剂；节能；提取时间短，易挥发性成分提取的得率为高；促进脂溶性成分的转化为溶于水的成分而有利于提取	—	—
酶解提取法	酶	恰当的酶	有效成分经常与蛋白质、淀粉、植物纤维等杂质混合的药物	可将杂质去除，应较温和地将植物组织分解，加速植物有效成分释放而提取	还须综合考虑酶解温度、pH值、底物浓度、抑制剂和激动剂等酶反应条件的影响	—
连续逆流提取法	—	通过多个提取单元之间物料和溶剂的合理配置以及相应的流程、提取单元数、物料的粒度、提取温度和溶剂组合，对物料进行提取	—	可使药物提取液浓度大幅增加；提取效率高，溶剂和热能损耗降低	—	试验发现，加压逆流提取法可使冬凌草提取液浓度增加19倍，溶剂和热能耗分别降低40%和57%

④ 质谱法：可通过对被测样品离子的质荷比的测定来获得物质分子量，进而把化合物分子用一定方式裂解后生成的各种离子，按其质量大小排列而成图谱。质谱的作用在于确定分子量、分子式以及分子碎片结构。

此外，在进行结构鉴定时，以色谱法和波谱法等方法获得的数据信息为依据对化合物进行初步的判断。若所测化合物是已知的，则其数据信息与标准品或对照品进行对比应一致。例如将被测定成分和标准品进行色谱分析（TLC 或 HPLC），R_f 值或保留时间一致，混熔点不下降，红外光谱完全一致，分子量一致，就可说明被测成分和对照品一致。若是未知的，则需要对其进行纯度检测、化合物结构类型的确定以及化合物结构的确定等全面测定。

（三）结构解析程序

中药药理成分单体化合物的结构解析是全面探索有效成分药效活性、构效关系、药代动力和进一步进行结构改造与人工合成的前提条件。化合物的结构解析通常需要应用到 X-ray、NMR、MS、IR、UV 等技术，并对结果进行检索比对以分析结果（图 2-1）。

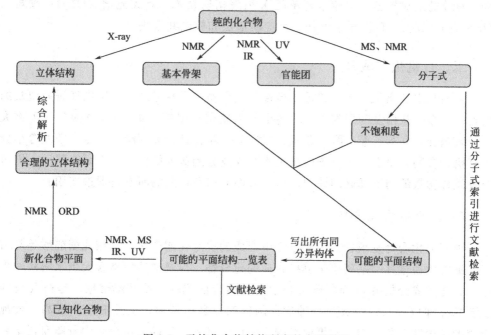

图 2-1 天然化合物结构研究的主要流程

1. 确定平面结构

（1）确定分子式，计算不饱和度。分子式的测定有多种方法，其中较为传统的方法有元素定量分析配合分子量测定、同位素丰度比法等。当前现代方法中应用最为直接的一种方法为高分辨质谱（HR-MS）法。高分辨质谱仪可将物质的质量精确测定到小数点后第 3 位。以 $^{12}C = 12.00000$ 质量单位（amu）为基准，则 $^1H =$ 1.007825、$^{14}N = 14.00307$、$^{16}O = 15.99491$。因此，对于 $C_8H_{12}N_4$、$C_9H_{12}N_2O$、$C_{10}H_{12}O_2$、$C_{10}H_{16}N_2$ 四个有机化合物，分子量虽都为 164，但精确质量并不相同，故在 HR-MS 仪上可以很容易地进行区别。

（2）官能团、基本骨架的确定。结构推导过程没有固定的程序，应当最大程度地利用各种谱学方法的特长，以获取最可靠的信息。通常是根据 1D-NMR 中的氢谱、碳谱推断出基本骨架或结构，反复结合 2D-NMR 中的 HMBC 谱进行分子片段连接，在结构拼接最好以某些熟知的官能团或结构片段为出发点，进而扩大未知的结构片段，最后把这些结构片段组合在一起，就可以推断整个化合物的结构。

2. 立体结构研究

化合物的平面结构确定后，如化合物存在手性中心还要进行立体化学研究，包括相对构型和绝对构型的测定。相对构型的确定方法包括前面提到的 UV、IR 以及核磁共振技术中的质子偶合常数等，碳谱中的旁氏效应带来的化学位移影响等都可用于相对构型的判定。事实上，化合物绝对构型的确定才使得结构研究变得安全。具体的绝对构型确定技术有单晶 X 射线衍射技术、旋光光谱（ORD）或圆二色谱（CD）法、CD 激子手性法、反应质谱法和核磁共振法。

二、有机化学成分

从白及中分离化合物，并进一步鉴定化合物的属性是现阶段国内外研究白及的热点。至今，从白及药用部位的块茎中分离鉴定出多糖、蛋白质、DNA 等生物大分子，糖苷、联苄、菲、醌、联苯、二氢菲、花青素、类固醇、三萜、酚酸等小分子有机化合物，对上述小分子的次生代谢物成分的深入解析，一方面能帮助人们对白及发挥功效的物质基础的认识，另一方面对白及产品的研发有促进作用。

（一）糖苷类化合物

糖苷类化合物是植物在生长过程中形成的次生代谢产物，是糖或糖醛酸等与另一非糖物质通过其端基碳原子链接合成的化合物。白及鳞茎中富含大量水溶液性多糖，其化学成分是由 D-葡萄糖和 D-甘露糖聚合而成的葡萄甘露聚糖，是白及胶的主要功能性成分。白及胶是一种优良的天然食品增稠剂，也是安全性较高、性能卓越的医用辅料和有相当发展前景的生物医学材料。目前已从白及中分离获得十余个糖苷类化合物（序号为 1-19，见表 2-2），并解析了化学结构式（图 2-2），包括裸子叶苷Ⅵ（gymnoside Ⅵ）、仙人掌素 A（dactylorhin A）、1,4-二[4-(葡萄糖氧)苄基]-2-异丁基苹果酸酯（militarine）、7-羟基-4-甲氧基菲-2-O-β-D-葡萄糖苷（7-hydroxy-4-methoxphenanthrene-2-O-β-D-glucoside）、4-甲氧基菲-2,7-O-β-D-二葡萄糖苷（4-methoxyphenanthrene-2-7-O-β-D-diglucoside）、7-羟基-2,4-二甲氧基菲-

3-O-β-D-葡萄糖（7-hydroxy-2,4-dimethoxyphenanth-rene-3-O-β-D-glucoside）、3′-羟基-5-甲氧基联苄-3-O-β-D-吡喃葡萄糖（3′-hydrox y-5-methoxybibenzyl-3-O-β-D-glucopyranoside）。其中，糖苷类的1,4-二[4-(葡萄糖氧)苄基]-2-异丁基苹果酸酯（militarine）是2020版《中国药典》中记录的白及指标性成分。

表 2-2 糖苷类化合物结构名称

序号	名称	化学式
1	dactylorhin A	$C_{40}H_{56}O_{22}$
2	dactylorhin B	$C_{40}H_{56}O_{23}$
3	gymnoside Ⅰ	$C_{21}H_{30}O_{11}$
4	gymnoside Ⅱ	$C_{21}H_{30}O_{11}$
5	gymnoside V	$C_{49}H_{62}O_{23}$
6	gymnoside Ⅸ	$C_{51}H_{64}O_{24}$
7	gymnoside Ⅹ	$C_{51}H_{64}O_{24}$
8	militarine	$C_{34}H_{46}O_{17}$
9	bletilnoside A	$C_{38}H_{62}O_{12}$
10	bletilnoside B	$C_{38}H_{60}O_{12}$
11	3-O-β-D-glucopyranosyl-3-epiruscogenin	$C_{41}H_{60}O_{12}$
12	3-O-β-D-glucopyranosyl-3-epineoruscogenin	$C_{41}H_{58}O_{12}$
13	dancosterol	$C_{35}H_{60}O_{6}$
14	2,7-dihydroxy-4-methoxyphenanthrene-2-O-glucoside	$C_{21}H_{22}O_{8}$
15	2,7-dihydroxy-4-methoxyphenanthrene-2,7-O-diglucoside	$C_{27}H_{32}O_{13}$
16	3,7-dihydroxy-2,4-dimethoxyphenanthrene-3-O-glucoside	$C_{22}H_{24}O_{9}$
17	gastrodin	$C_{13}H_{18}O_{7}$
18	2,7-dihydroxy-1-(4′-hydroxybenzyl)-9,10-dihydrophenan-threne-4′-O-glucoside	$C_{28}H_{30}O_{9}$
19	3′-hydroxy-5-methoxybibenzyl-3-O-β-D-glucopyranoside	$C_{21}H_{26}O_{8}$

（二）联苄类

联苄类化合物是目前白及中研究最多的化合物，且联苄类化合物结构独特，中间连接基团由两个苄位相连组成，苯环上均可发生多位点取代，又因苯环间连接方式和连接位置不同，故导致其结构类型与生物活性具多样性，目前从白及中检测到的联苄类化合物有：2,6-双(对羟苯基)-3′,5-二甲氧基-3-羟基联苄、3,3′-二羟基-2-对羟苯基-5-甲氧基联苄、2,6-双(对羟苯基)-3,3′-二羟基-5-甲氧基联苄、3,3′-二羟基-5-甲氧基联苄、3,3′-二羟基-2-(4-羟苯基)-5-甲氧基联苄、3-羟基-5-甲氧基联苄、3-羟基-5,3′-二甲氧基联苄、5-羟基2(对羟基苄基)3-甲氧基联苄、3,3′-二羟基2(4-羟基苄基)5-甲氧基联苄、3′,5-二羟基2,4-二(对-羟基苄基)3-甲氧基联苄、3,3′-二羟基-2′,6′-二(对-羟基苄基)5-甲氧基联苄等，其联苄类化合物名称（序号为20-47）及其骨架结构见表2-3和图2-3。

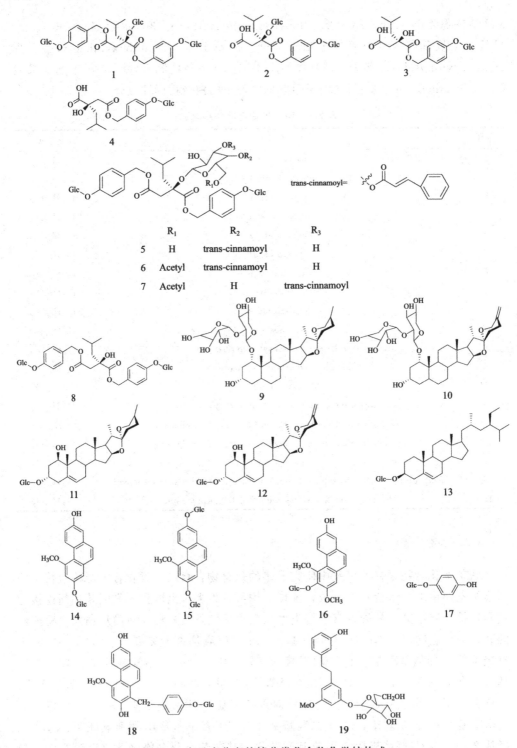

图 2-2　白及中分离的糖苷类化合物化学结构式

序号 1～19 对应的化合物见表 2-2。

表 2-3 白及中分离出的联苄类化合物

序号	名称	化学式	R_1	R_2	R_3	R_4	R_5	R_6	R_7	R_8	R_9	R_{10}
20	blestritin A	$C_{37}H_{36}O_6$	p-hydroxybenzyl	OH	p-hydroxybenzyl	OMe	p-hydroxybenzyl	H	H	H	OMe	H
21	blestritin B	$C_{30}H_{30}O_6$	p-hydroxybenzyl	OH	H	OMe	p-hydroxybenzyl	H	H	OH	OMe	H
22	blestritin C	$C_{36}H_{34}O_6$	p-hydroxybenzyl	OH	H	OMe	p-hydroxybenzyl	H	H	H	p-hydroxybenzyl	OH
23	bulbocodin	$C_{36}H_{34}O_6$	p-hydroxybenzyl	OH	H	OMe	p-hydroxybenzyl	H	p-hydroxybenzyl	H	H	OH
24	bulbocodin C	$C_{29}H_{28}O_5$	p-hydroxybenzyl	OMe	p-hydroxybenzyl	OH	H	H	H	H	OH	H
25	bulbocodin D	$C_{29}H_{28}O_5$	p-hydroxybenzyl	OH	p-hydroxybenzyl	OMe	H	H	H	H	OH	H
26	bulbocol	$C_{23}H_{24}O_4$	p-hydroxybenzyl	OMe	H	OH	H	H	H	H	OMe	H
27	gymconopin D	$C_{23}H_{24}O_4$	p-hydroxybenzyl	OH	H	OMe	H	H	OMe	H	H	H
28	shanciegusin B	$C_{28}H_{26}O_5$	p-hydroxybenzyl	OH	H	OH	p-hydroxybenzyl	H	H	OH	OH	H
29	shanciguol	$C_{28}H_{26}O_5$	p-hydroxybenzyl	OH	H	OH	p-hydroxybenzyl	H	H	H	OH	H
30	arundinan	$C_{22}H_{22}O_3$	p-hydroxybenzyl	OH	H	OMe	H	H	H	H	H	H
31	arundin	$C_{29}H_{28}O_4$	p-hydroxybenzyl	OH	H	OMe	p-hydroxybenzyl	H	H	H	OH	H
32	batatasin Ⅲ	$C_{15}H_{16}O_3$	H	OMe	H	OH	H	H	H	H	H	H
33	gigantol	$C_{16}H_{18}O_4$	H	OMe	H	OH	H	H	H	OH	H	H
34	3,4'-dihydroxy-5,3',5'-trimethoxybibenzyl	$C_{17}H_{20}O_5$	H	OMe	H	OH	H	H	OMe	OH	OMe	H
35	3,3'-dihydroxy-5,4'-dimethoxybibenzyl	$C_{16}H_{18}O_4$	H	OH	H	OMe	H	H	OMe	OMe	OH	H
36	3'-O-methylbatatasin Ⅲ	$C_{15}H_{18}O_3$	H	OH	H	OMe	H	H	H	H	OH	H
37	3,3'-dihydroxy-4-(p-hydroxybenzyl)-5-methoxybibenzyl	$C_{22}H_{22}O_4$	H	OH	p-hydroxybenzyl	OMe	H	H	OH	H	H	H
38	3,3'-dihydroxy-2-(p-hydroxybenzyl)-5-methoxybibenzyl	$C_{22}H_{22}O_4$	p-hydroxybenzyl	OH	H	OMe	H	H	H	H	OH	H
39	3',5-dihydroxy-2-(p-hydroxybenzyl)-3-methoxybibenzyl	$C_{22}H_{22}O_4$	p-hydroxybenzyl	OMe	H	OH	H	H	H	H	OH	H
40	2',6'-bis(p-hydroxybenzyl)-5-methoxybibenzyl-3,3'-diol	$C_{33}H_{36}O_5$	p-hydroxybenzyl	OMe	H	OH	p-hydroxybenzyl	H	OH	H	H	H

续表

序号	名称	化学式	R$_1$	R$_2$	R$_3$	R$_4$	R$_5$	R$_6$	R$_7$	R$_8$	R$_9$	R$_{10}$
41	2,6-bis(p-hydroxybenzyl)-5,3'-dimethoxybibenzyl-3-ol	C$_{30}$H$_{30}$O$_5$	p-hydroxybenzyl	OMe	H	OH	p-hydroxybenzyl	H	OMe	H	H	H
42	3,3'-dihydroxy-5-methoxy-2,5',6-tris(p-hydroxybenzyl)bibenzyl	C$_{46}$H$_{44}$O$_{11}$	p-hydroxybenzyl	OMe	H	OH	p-hydroxybenzyl	H	OH	H	p-hydroxybenzyl	H
43	3,3',5-trimethoxybibenzyl	C$_{17}$H$_{20}$O$_3$	H	OMe	H	OMe	H	H	OMe	H	H	H
44	3,5-dimethoxybibenzyl	C$_{16}$H$_{18}$O$_2$	H	OMe	H	OMe	H	H	H	H	H	H
45	5-hydroxy-4-(p-hydroxybenzyl)-3',3-dimethoxybibenzyl	C$_{23}$H$_{24}$O$_4$	H	OH	p-hydroxybenzyl	OMe	H	H	H	H	OMe	H
46	3,3'-dihydroxy-5-methoxybibenzyl	C$_{15}$H$_{16}$O$_3$	H	OH	H	OH	H	H	H	H	OH	H
47	5-hydroxy-2-(p-hydroxybenzyl)-3-methoxybibenzyl	C$_{22}$H$_{22}$O$_3$	p-hydroxybenzyl	OMe	H	OH	H	H	H	H	H	H

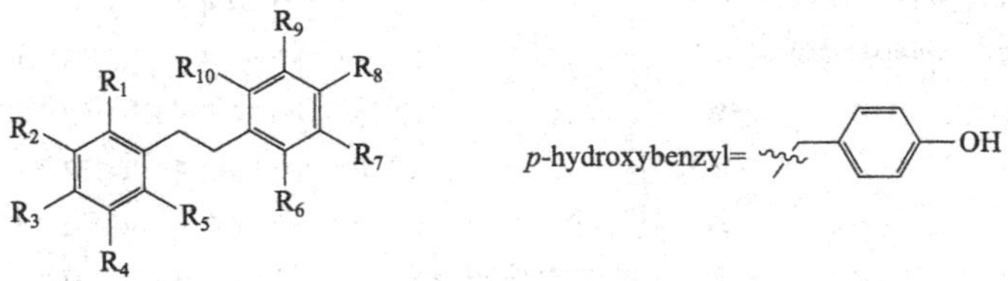

p-hydroxybenzyl=

图 2-3　联苄类化合物的骨架结构

（三）菲类

菲类化合物骨架化学结构是一类含三个苯环的稠合芳烃，连接在这类化合物苯环上的取代基多为甲氧基、羟基和对羟基苄基（图 2-4），从白及中鉴定的菲类化合物有 19 个（序号为 48-66）见表 2-4。

表 2-4 菲类化合物结构名称

序号	名称	化学式	R₁	R₂	R₃	R₄	R₅	R₆	R₇	R₈
48	4-methoxyphenanthrene-2,7-diol	$C_{15}H_{12}O_3$	H	OH	H	OMe	H	H	OH	H
49	3,4-dimethoxyphenanthrene-2,7-diol	$C_{16}H_{14}O_4$	H	OH	OMe	OMe	H	H	OH	H
50	2,4-dimethoxyphenanthrene-3,7-diol	$C_{16}H_{14}O_4$	H	OMe	OH	OMe	H	H	OH	H
51	3,5-dimethoxyphenanthrene-2,7-diol	$C_{16}H_{14}O_4$	H	OH	OMe	H	OMe	H	OH	H
52	1,5-dimethoxyphenanthrene-2,7-diol	$C_{16}H_{14}O_4$	OMe	OH	H	H	OMe	H	OH	H
53	2,4-dimethoxyphenanthrene-7-ol	$C_{15}H_{14}O_3$	H	OMe	H	OMe	H	H	OH	H
54	2,4,7-trimethoxyphenanthrene	$C_{17}H_{16}O_3$	H	OMe	H	OMe	H	H	OMe	H
55	2,3,4,7-tetramethoxyphenanthrene	$C_{18}H_{18}O_4$	H	OMe	OMe	OMe	H	H	OMe	H
56	1,8-bis(p-hydroxybenzyl)-4-methoxyphenanthrene-2,7-diol	$C_{29}H_{24}O_5$	p-hydroxybenzyl	OH	H	OMe	H	H	OH	p-hydroxybenzyl
57	1-(p-hydroxybenzyl)-4,8-dimethoxyphenanthrene-2,7-diol	$C_{23}H_{20}O_5$	p-hydroxybenzyl	OH	H	OMe	H	H	OH	OMe
58	1-(p-hydroxybenzyl)-4-methoxyphenanthrene-2,7-diol	$C_{22}H_{18}O_4$	p-hydroxybenzyl	OH	H	OMe	H	H	OH	H
59	2-hydroxy-4,7-dimethoxyphenanthrene	$C_{16}H_{14}O_3$	H	OH	H	OMe	H	H	OMe	H
60	3,7-dihydroxy-2,4,8-trimethoxyphenanthrene	$C_{17}H_{16}O_5$	H	OMe	OH	OMe	H	H	OH	OMe
61	2,7-dihydroxy-3,4-dimethoxyphenanthrene	$C_{16}H_{14}O_4$	H	OH	OMe	OMe	H	H	OH	H
62	1-(p-hydroxybenzyl)-4,7-dimethoxyphenanthrene-2-ol	$C_{23}H_{20}O_4$	p-hydroxybenzyl	OH	H	OMe	H	H	OMe	H
63	1-(p-hydroxybenzyl)-4,7-dimethoxyphenanthrene-2,8-diol	$C_{23}H_{20}O_5$	p-hydroxybenzyl	OH	H	OMe	H	H	OMe	OH
64	1-(p-hydroxybenzyl)-4,7-dimethoxyphenanthrene-2,6-diol	$C_{23}H_{20}O_5$	p-hydroxybenzyl	OH	H	OMe	H	OH	OMe	H
65	bleformin B	$C_{23}H_{20}O_5$	p-hydroxybenzyl	OH	OMe	OMe	H	H	OH	H
66	blespirol	$C_{25}H_{18}O_5$	—	—	—	—	—	—	—	—

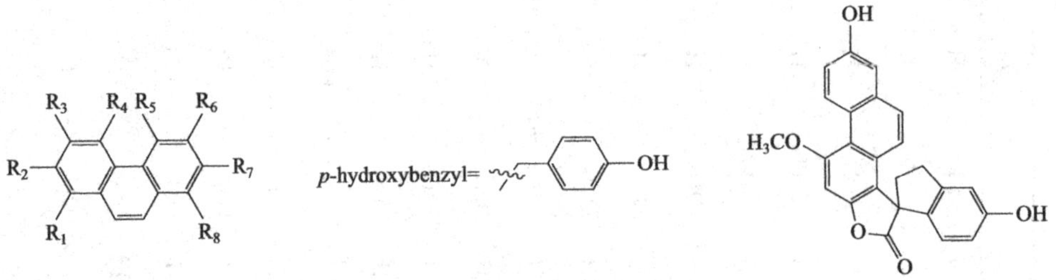

图 2-4 菲类化合物及骨架

（四）醌类

醌类是天然药用植物中一种具有不饱和环二酮结构的化学成分，主要有萘醌、苯醌、蒽醌和菲醌等。目前从白及中分离出 5 种醌类化合物，包括蒽醌类（序号为 67-68）和菲醌类（序号为 69-71）（表 2-5），其化学结构见图 2-5。

表 2-5 醌类化学结构名称

序号	名称	化学式
67	1,8-dihydroxy-3-methoxy-6-methylanthracene-9,10-dione	$C_{16}H_{12}O_5$
68	2-methylanthraquinone	$C_{15}H_{10}O_2$
69	4,7-dimethoxyphenanthrene-1,2-dione	$C_{16}H_{13}O_4$
70	7-hydroxy-2-methoxyphenanthrene-3,4-dione	$C_{15}H_{13}O_4$
71	3′,7′,7-trihydroxy-2,2′,4′-trimethoxy-[1,8′-biphenanthrene]-3,4-dione	$C_{31}H_{23}O_8$

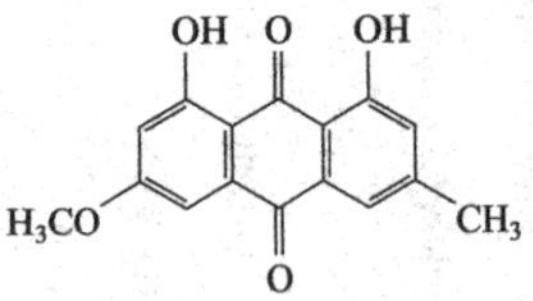
67

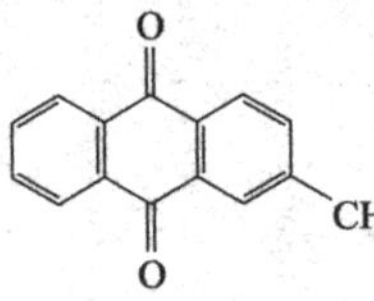
68

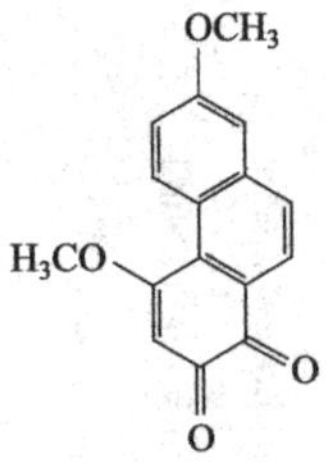
69

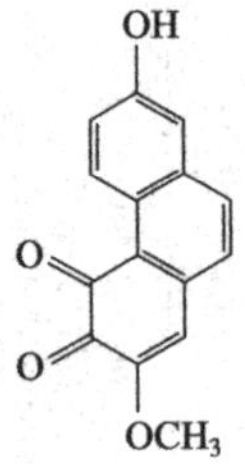
70

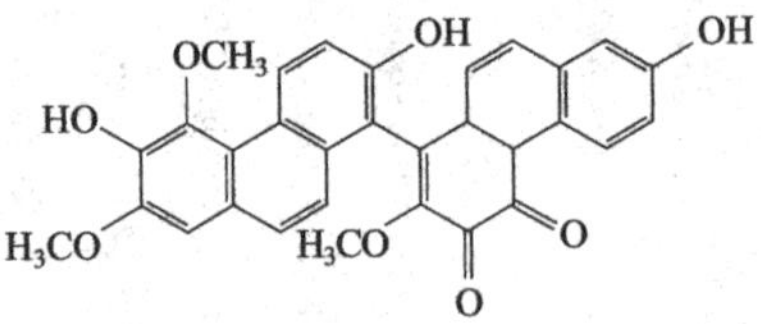
71

图 2-5 醌类化合物化学结构

（五）联菲类

因具有轴不对称性和不对称诱导作用，联菲类化合物在红外 $1620cm^{-1}$～ $1480cm^{-1}$ 和 $900cm^{-1}$～$650cm^{-1}$ 处具有显著的特征性吸收峰。白及中的联菲类化合物有：4,7,4′,7′-四羟基-2,2′-二甲氧基-1,1′-联菲、4,4′-二甲氧基 9,10-二氢-[6,1′-联菲]2,2′,7,7′-四醇，其化学名称及其结构（序号为 72-89）见表 2-6 和图 2-6。

表 2-6 联菲类化学结构名称

序号	名称	化学式
72	blestrin A	$C_{30}H_{26}O_6$
73	blestrin B	$C_{30}H_{26}O_6$
74	blestrin C	$C_{30}H_{24}O_6$
75	blestrin D	$C_{30}H_{24}O_6$
76	blestriarene A	$C_{30}H_{26}O_6$
77	blestriarene B	$C_{30}H_{24}O_6$
78	blestriarene C	$C_{30}H_{22}O_6$
79	blestrianol A	$C_{30}H_{26}O_6$
80	blestrianol B	$C_{37}H_{32}O_7$
81	blestrianol C	$C_{37}H_{30}O_7$
82	4,7,3′,5′-tetramethoxy-9′,10′-dihydro-[1,2′-biphenanthrene]-2,7′-diol	$C_{32}H_{27}O_6$
83	4,7,7′-trimethoxy-9′,10′-dihydro-[1,3′-biphenanthrene]-2,2′,5′-triol	$C_{31}H_{25}O_6$
84	4,7,4′-trimethoxy-9′,10′-dihydro-[1,1′-biphenanthrene]-2,2′,7′-triol	$C_{31}H_{25}O_6$
85	4,7,3′,5′-tetramethoxy-9′,10′-dihydro-[1,1′-biphenanthrene]-2,2′,7′-triol	$C_{32}H_{27}O_7$
86	4,8,4′,8′-tetramethoxy-[1,1′-biphenanthrene]-2,7,2′,7′-tetrol	$C_{32}H_{26}O_8$
87	bleformin D	$C_{37}H_{32}O_7$
88	4,4′-dimethoxy-9,10-dihydro-[6,1′-biphenanthrene]-2,7,2′,7′-tetraol	$C_{30}H_{24}O_6$
89	gymconopin C	$C_{30}H_{26}O_6$

（六）二氢菲类

二氢菲和菲同属于相同类型的化合物，因为它们的化学结构中具有相同的 1,2-二苯乙烯骨架。二氢菲类化合物苯环上的取代基主要包括羟基、甲氧基和对羟基苄基。目前从白及中鉴定到的二氢菲类化合物有二十余种，彼此间的差异主要是 1,2-二苯乙烯的结构骨架上连接了不同的功能基团（图 2-7）。二氢菲类化合物苯环上的取代基主要包括羟基，甲氧基和对羟基苄基。在紫外光谱中，二氢菲类化合物通常具有三个带，α 带约为 310nm，β 带约为 250nm，ρ 带约为 280nm。天然产物中的酚类化合物可通过苯丙烷代谢途径合成二氢菲的骨架。它们的结构和名称见图 2-7 和表 2-7。

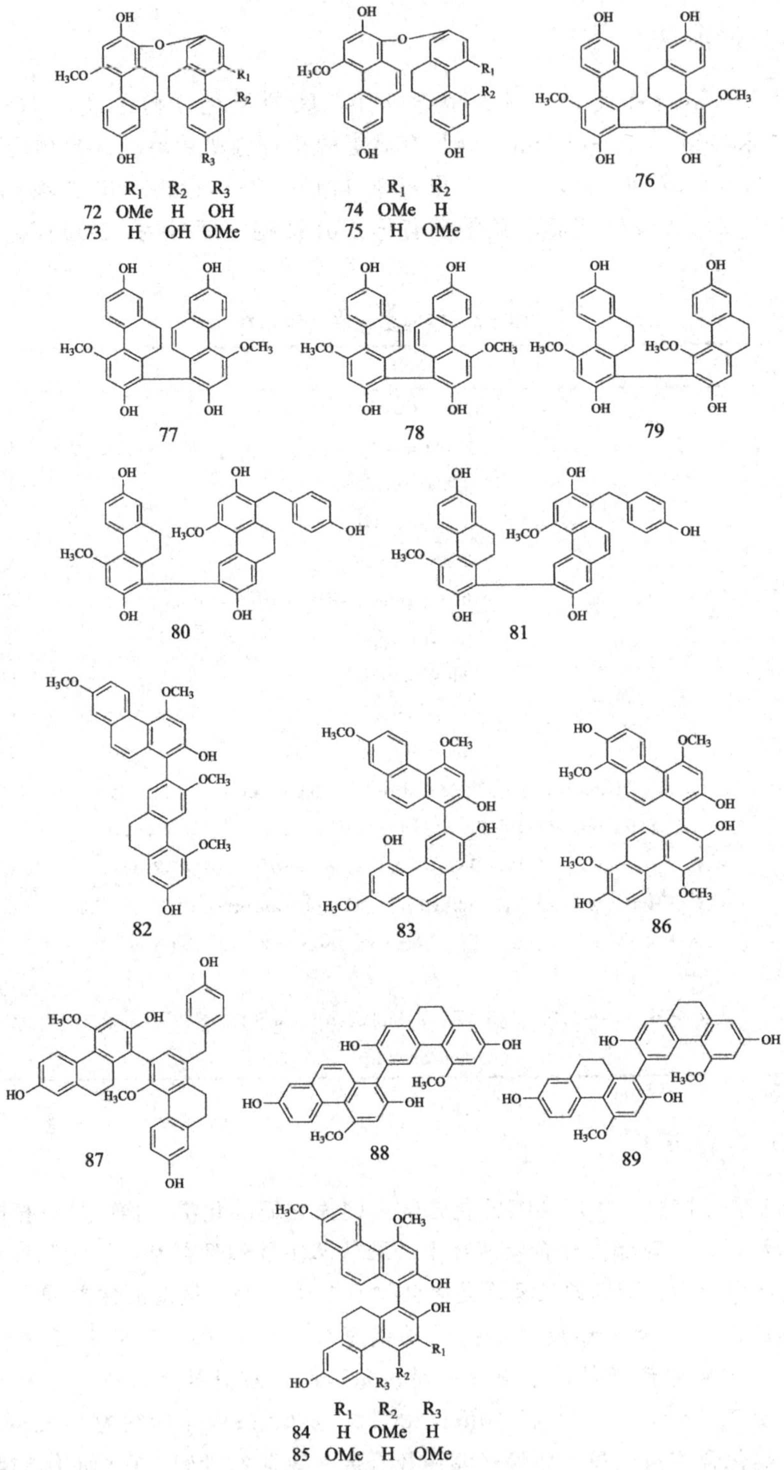

图 2-6　联菲类化学结构

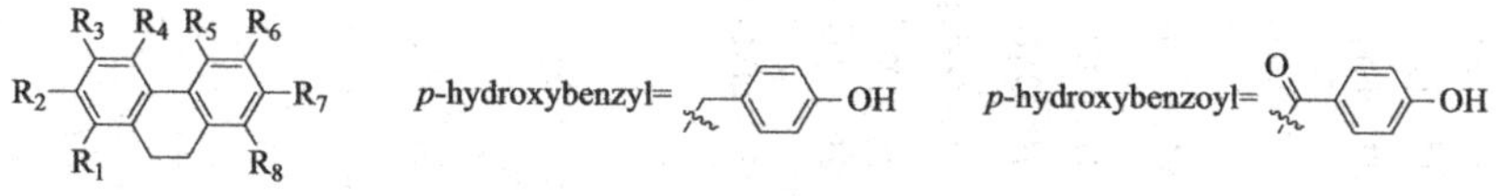

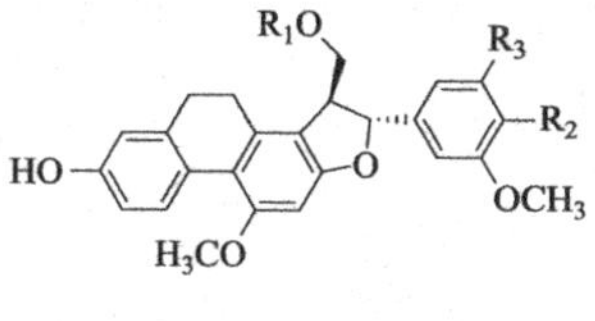

	R_1	R_2	R_3
101	AC	H	OH
102	H	OH	H

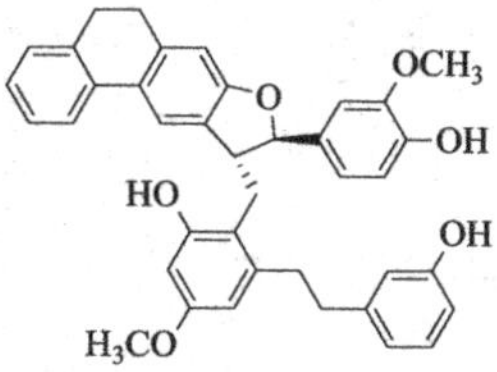

103

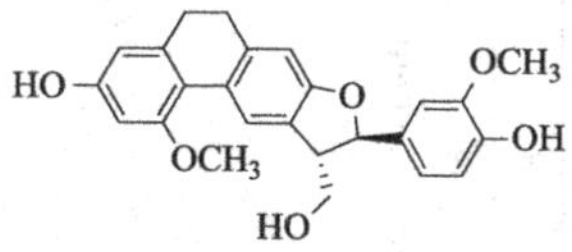

104

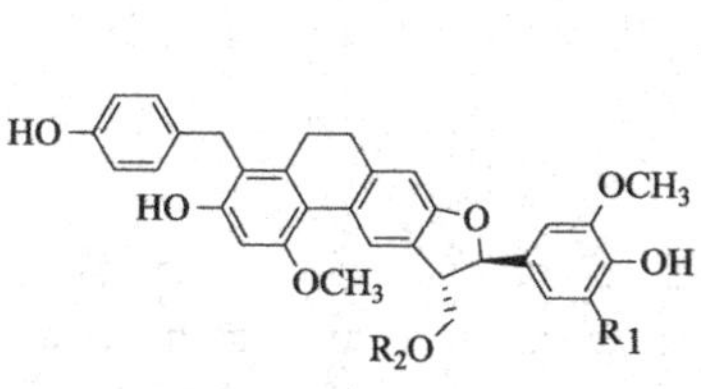

	R_1	R_2
105	OMe	H
106	H	AC

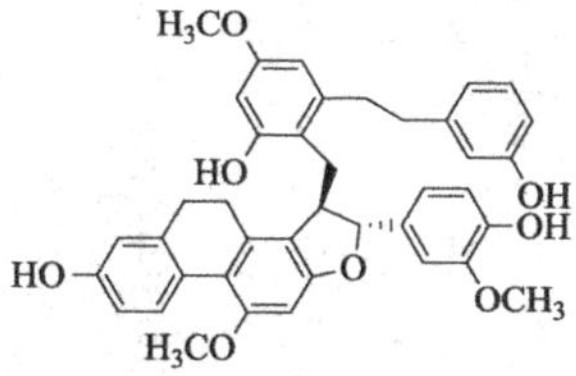

107

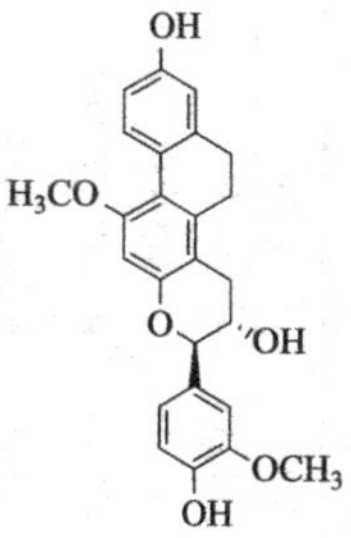

108

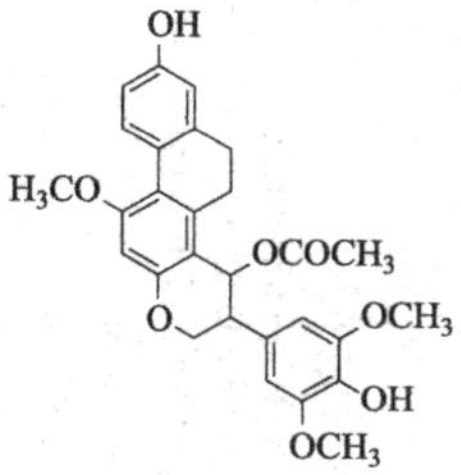

109

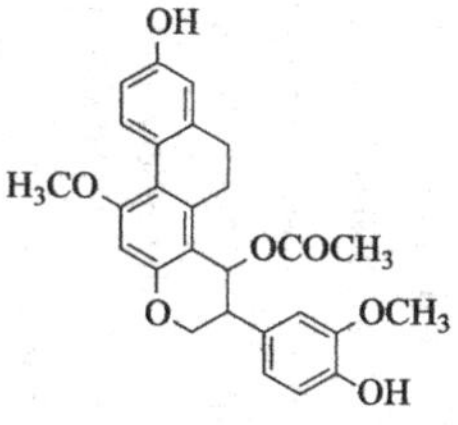

110

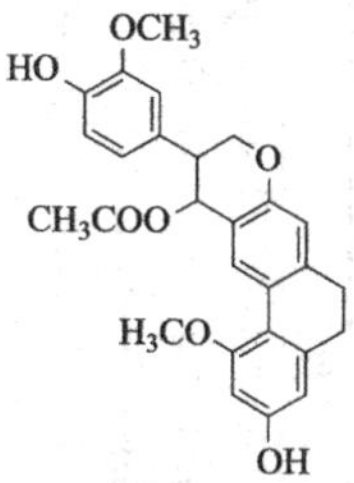

111

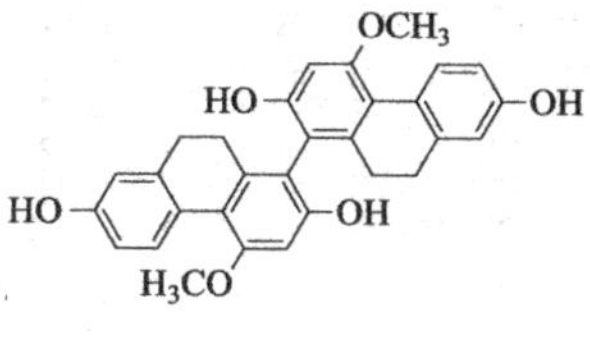

112

图 2-7 二氢菲类基本骨架和在白及中鉴定的衍生物化学结构

表 2-7　二氢菲类化学结构名称

序号	名称	化学式	R_1	R_2	R_3	R_4	R_5	R_6	R_7	R_8
90	4,7-dihydroxy-2-methoxy-9,10-dihydrophenanthrene	$C_{15}H_{14}O_3$	H	OMe	H	OH	H	H	OH	H
91	2,7-dihydroxy-3-(*p*-hydroxybenzyl)-4-methoxy-9,10-dihydrophenanthrene	$C_{22}H_{20}O_4$	H	OH	*p*-hydroxybenzyl	OMe	H	H	OH	H
92	4,7-dihydroxy-1-(*p*-hydroxybenzyl)-2-methoxy-9,10-dihydrophenanthrene	$C_{22}H_{20}O_4$	*p*-hydroxybenzyl	OMe	H	OH	H	H	OH	H
93	2,7-dihydroxy-1,6-bis(*p*-hydroxybenzyl)-4-methoxy-9,10-dihydrophenanthrene	$C_{29}H_{26}O_5$	*p*-hydroxybenzyl	OH	H	OMe	H	*p*-hydroxybenzyl	OH	H
94	2,7-dihydroxy-1,3-bis(*p*-hydroxybenzyl)-4-methoxy-9,10-dihydrophenanthrene	$C_{29}H_{26}O_5$	*p*-hydroxybenzyl	OH	*p*-hydroxybenzyl	OMe	H	H	OH	H
95	2,7-dihydroxy-1-(*p*-hydroxybenzyl)-4-methoxy-9,10-dihydrophenanthrene	$C_{22}H_{20}O_4$	*p*-hydroxybenzyl	OH	H	OMe	H	H	OH	H
96	2,4,7-trimethoxy-9,10-dihydrophenanthrene	$C_{17}H_{18}O_3$	H	OMe	H	OMe	H	H	OMe	H
97	2,7-dihydroxy-4-methoxy-9,10-dihydrophenanthrene	$C_{15}H_{14}O_3$	H	OH	H	OMe	H	H	OH	H
98	4,5-dihydroxy-2-methoxy-9,10-dihydrophenanthrene	$C_{15}H_{14}O_3$	H	OMe	H	OH	OH	H	H	H
99	2,8-dihydroxy-4,7-dimethoxy-9,10-dihydrophenanthrene	$C_{16}H_{16}O_4$	H	OH	H	OMe	H	H	OMe	OH
100	2,8-dihydroxy-1-(*p*-hydroxybenzyl)-4,7-dimethoxy-9,10-dihydrophenanthrene	$C_{23}H_{22}O_5$	*p*-hydroxybenzyl	OH	H	OMe	H	H	OMe	OH
101	pleionesin C	$C_{27}H_{26}O_7$	—	—	—	—	—	—	—	—
102	(2,3-trans)-2-(4-hydroxy-3-methoxyphenyl)-3-hydroxymethyl-10-methoxy-2,3,4,5-tetrahydro-phenanthro[2,1-b]furan-7-ol	$C_{25}H_{24}O_6$	—	—	—	—	—	—	—	—
103	bleochranol A	$C_{40}H_{38}O_8$	—	—	—	—	—	—	—	—
104	bleochranol B	$C_{25}H_{24}O_6$	—	—	—	—	—	—	—	—
105	bleochranol C	$C_{33}H_{32}O_8$	—	—	—	—	—	—	—	—
106	bleochranol D	$C_{34}H_{32}O_6$	—	—	—	—	—	—	—	—
107	(2,3-trans)-3-[2-hydroxy-6-(3-hydroxyphenethyl)-4-methoxybenzyl]-2-(4-hydroxy-3-methoxyphenyl)-10-methoxy-2,3,4,5-tetrahydrophenanthro[2,1-b]furan-7-ol	$C_{40}H_{38}O_8$	—	—	—	—	—	—	—	—
108	shanciol	$C_{25}H_{24}O_6$	—	—	—	—	—	—	—	—
109	bletlos A	$C_{28}H_{28}O_8$	—	—	—	—	—	—	—	—
110	bletlos B	$C_{27}H_{26}O_7$	—	—	—	—	—	—	—	—
111	bletlos C	$C_{27}H_{26}O_7$	—	—	—	—	—	—	—	—
112	blestriaren A	$C_{30}H_{26}O_6$	—	—	—	—	—	—	—	—

（七）花青素

花青素是自然界广泛存在于植物中的水溶性天然色素，是花色苷水解得到的有颜色的苷元。白及中的花青素成分存在于白及花中，属于黄酮类化合物，分别为飞燕草色素、牵牛花色素、天竺葵色素、芍药色素和锦葵色素。花青素化学名称（序号为 113-117）见表 2-8 与基本结构（见图 2-8）。

表 2-8　花青素化学名称

序号	名称	化学式	R_1	R_2	R_3	R_4
113	Bletilla anthocyanin 1	$C_{75}H_{81}O_{40}$	H	![HO-C(=O)-CH2-C+(=O)]	H	H
114	Bletilla anthocyanin 2	$C_{72}H_{79}O_{37}$	H	H	H	H
115	Bletilla anthocyanin 3	$C_{75}H_{81}O_{43}$	OH	![HO-C(=O)-CH2-C+(=O)]	OH	OH
116	Bletilla anthocyanin 4	$C_{72}H_{79}O_{40}$	OH	H	OH	OH
117	3-O-(β-glucopyranoside)-7-O-[6-O-(4-O-(6-O-(4-O-(β-glucopyranosyl)-*trans*-caffeoyl)-β-glucopyranosyl)-*trans*-caffeoyl)-β-glucopyranoside]	$C_{57}H_{63}O_{32}$	—	—	—	—

（八）类固醇

从生源途径上看，类固醇化合物都是通过甲羟戊酸的生物合成途径转化而成的。首先通过乙酰辅酶 A 获得甾醇，然后通过进一步环化来获得强心苷类化合物和甾体皂苷元。白及中含有的类固醇化合物成分复杂、结构多样，具有许多种衍生物。目前，已从白及中分离出 11 种类固醇及其衍生物。它们的化学名称及结构（序号为 118-128）见表 2-9 和图 2-9。

表 2-9　类固醇化学结构名称

序号	名称	化学式
118	β-sitosterol	$C_{29}H_{50}O$
119	β-sitosterol palmitate	$C_{45}H_{80}O_2$
120	stigmasterol	$C_{29}H_{48}O$
121	stigamasterol palmitate	$C_{45}H_{78}O_2$
122	3-epiruscogenin	$C_{27}H_{42}O_4$
123	3-epineoruscogenin	$C_{27}H_{40}O_4$
124	(20S,22R)-1β,2β,3β,4β,5β,7α-hexahydroxyspirost-25(27)-en-6-one	$C_{27}H_{35}O_9$
125	(1α,3α)-1-O-[(β-D-xylopyranosyl-(1→2)-α-L-rhamnopyranosyl)]-3-O-D-*glucopyranosyl*-5α-spirostan	$C_{44}H_{71}O_{17}$
126	(1α,3α)-1-O-[(β-D-xylopyranosyl-(1→2)-α-L-rhamnopyranosyl)oxy]-3-O-D-*glucopyranosyl*-25(27)-ene-5α-spirostan	$C_{44}H_{69}O_{17}$
127	(1α,3α)-1-O-[(β-D-xylopyranosyl-(1→2)-α-L-rhamnopyranosyl)oxy]-epiruscogenin	$C_{38}H_{59}O_{12}$
128	(1α,3α)-1-O-[(β-D-xylopyranosyl-(1→2)-α-L-rhamnopyranosyl)oxy]-epineoruscogenin	$C_{38}H_{57}O_{12}$

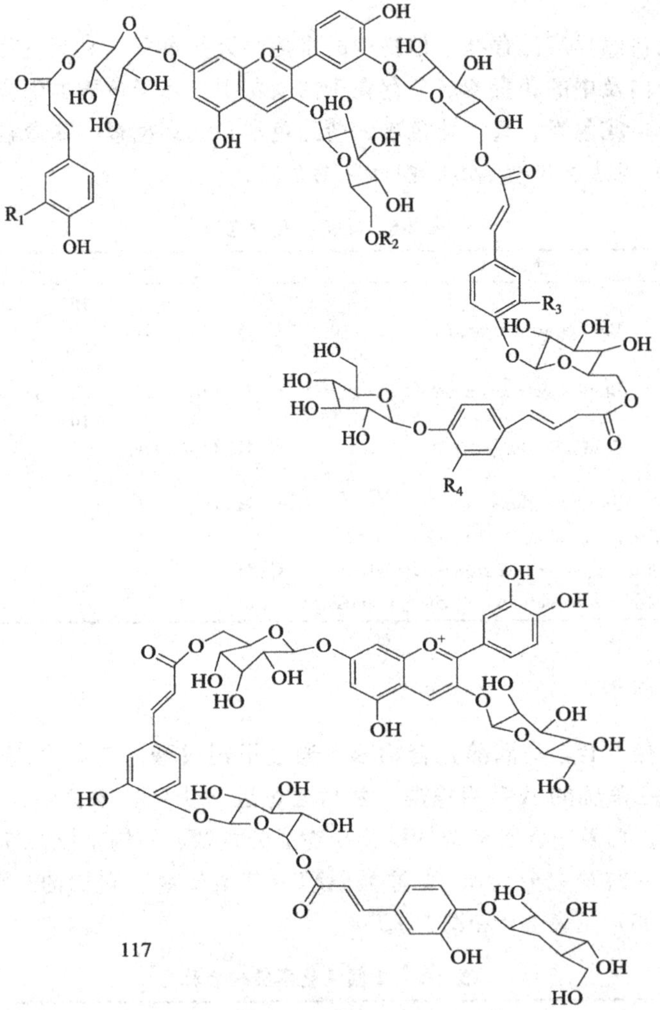

117

图 2-8　花青素类基本结构

（九）三萜类

三萜类化合物是由数个异戊二烯去掉羟基后首尾相连构成的物质。萜类化合物是一类由 30 个碳原子组成基本骨架的化合物，广泛存在于天然药用植物中。已知的三萜类化合物有许多结构类型，其中大部分为四环三萜类和五环三萜类，少数为单环三萜类、双环三萜类和三环三萜类从白及中分离得到的类三萜化合物主要为四环三萜结构，还包括一个五环三萜支链二糖苷化合物（136）。它们的化学名称及结构（序号为 129-136）见图 2-10 和表 2-10。

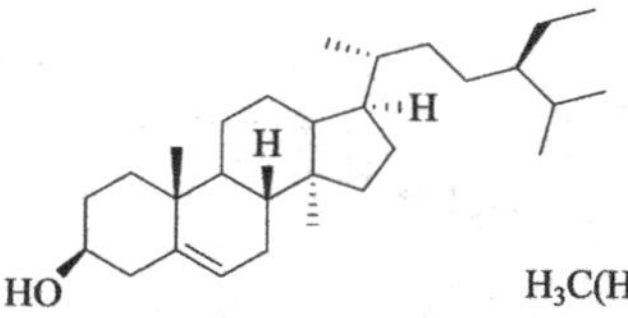

图 2-9 类固醇化学结构

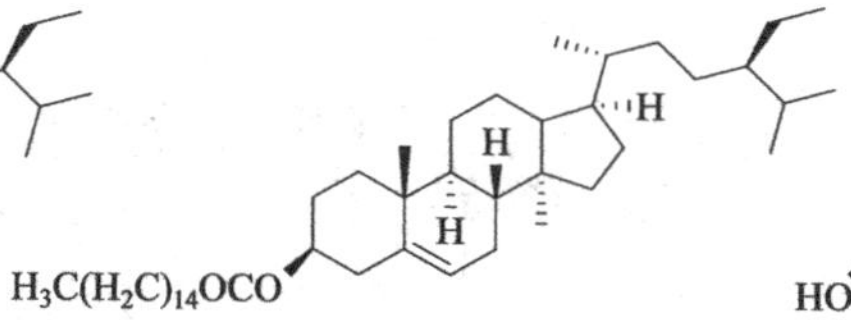

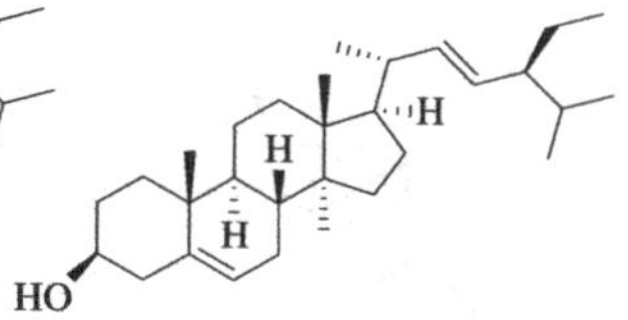

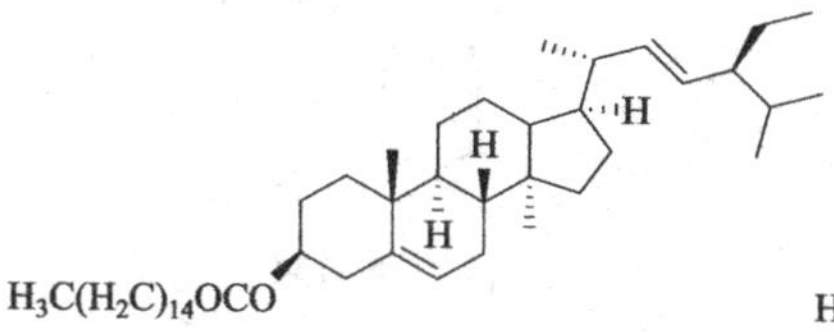

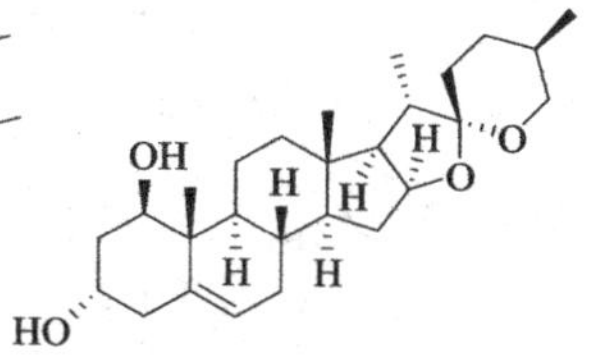

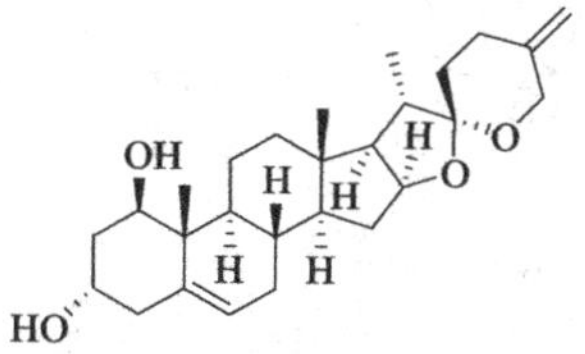

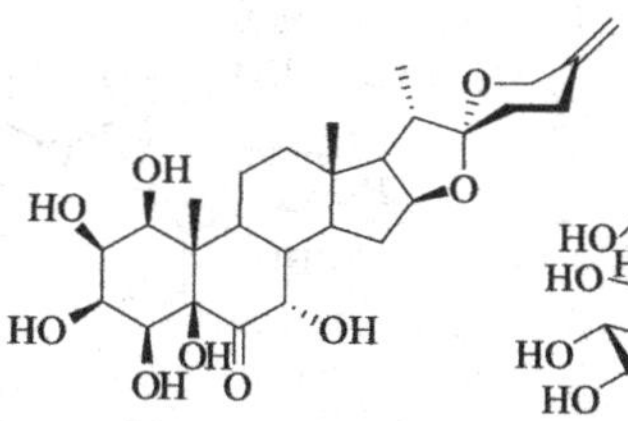

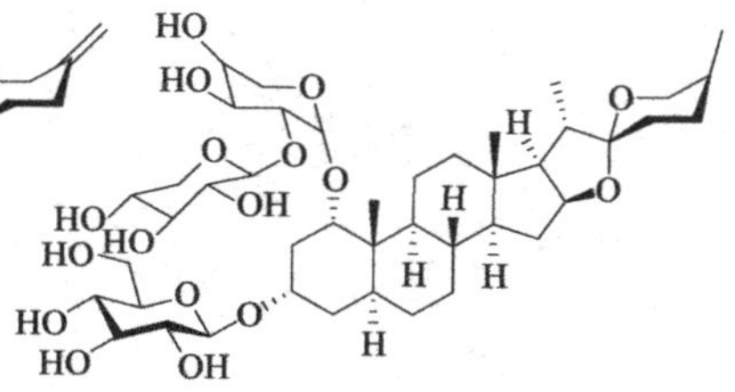

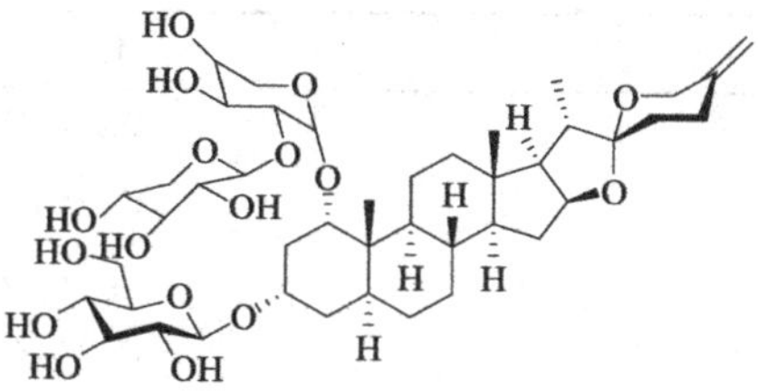

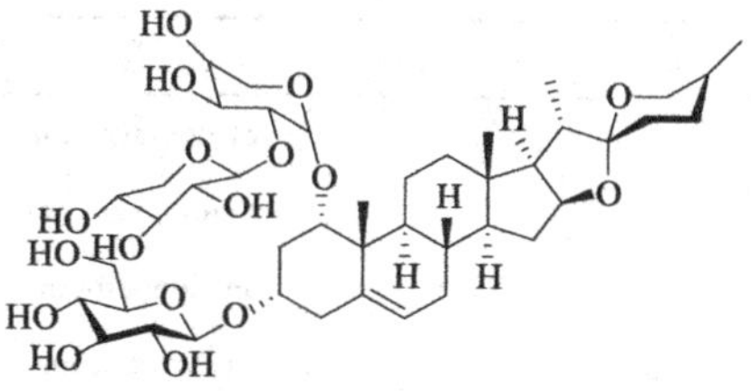

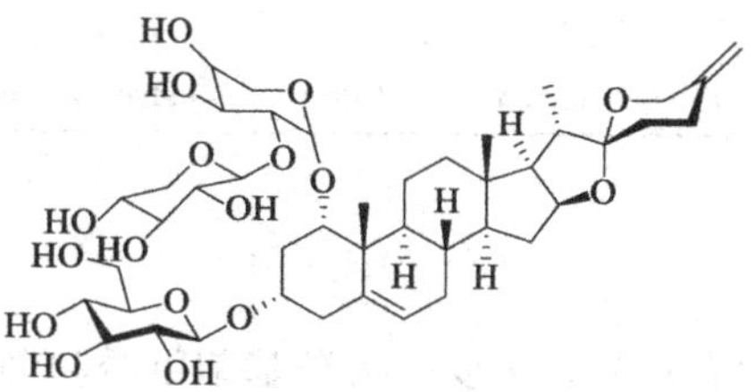

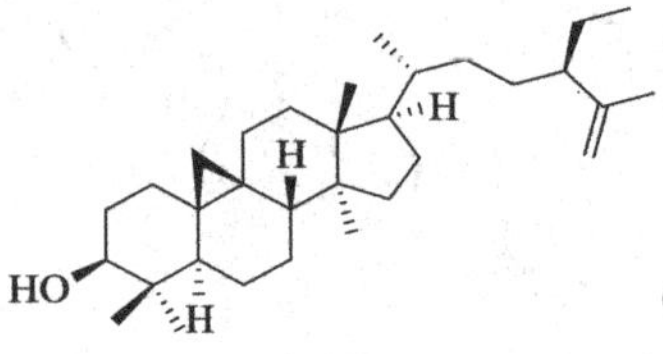

129

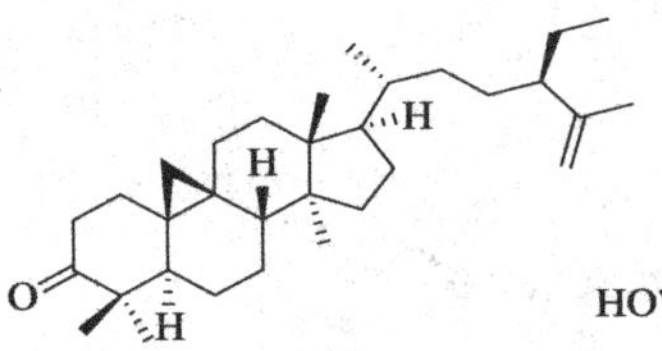

130

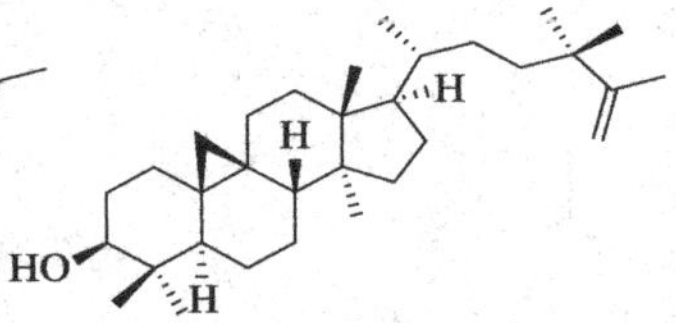

131

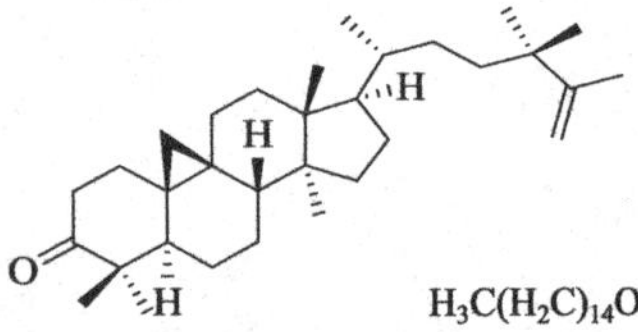

132

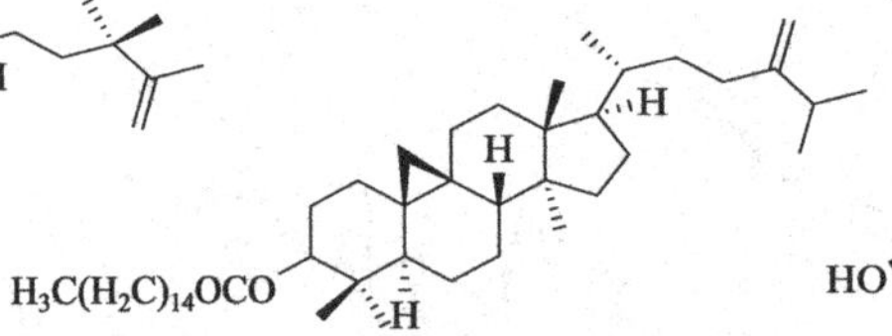

133

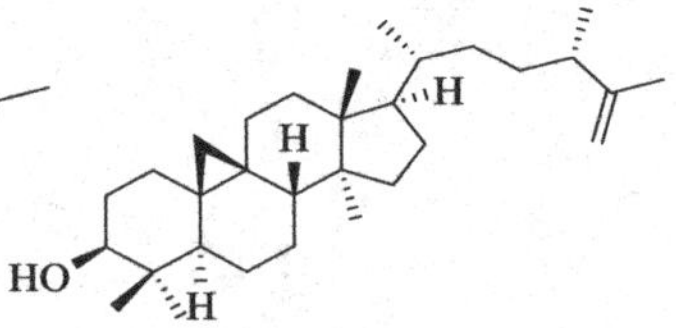

134

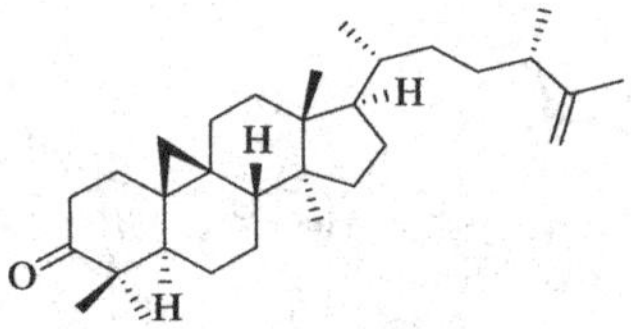

135

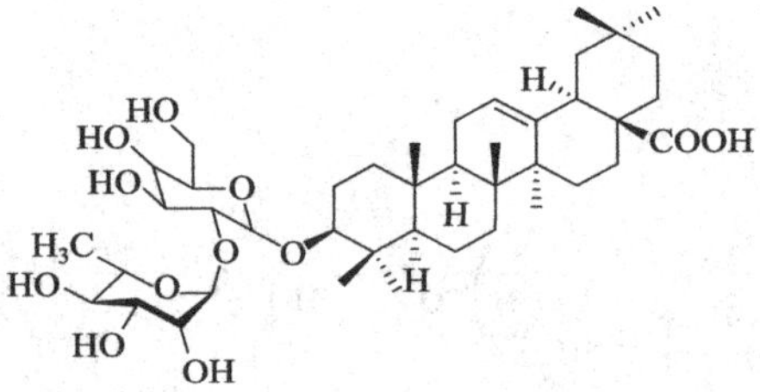

136

图 2-10 三萜类化学结构

表 2-10 三萜类化学结构名称

序号	名称	化学式
129	cyclomargenol	$C_{32}H_{54}O$
130	cyclomargenone	$C_{32}H_{53}O$
131	cycloneolitsol	$C_{32}H_{54}O$
132	cyclobalanone	$C_{32}H_{53}O$
133	24-methylenecycloartanol palmitate	$C_{47}H_{81}O_2$
134	cyclolaudenol	$C_{31}H_{51}O$
135	cyclolaudenone	$C_{31}H_{50}O$
136	3β-hydroxyoleane-12-en-28-oic acid 3-*O*-α-L-rhamnopyranosyl-(1→2)-β-D-glucopyranoside	$C_{41}H_{55}O_{12}$

（十）酚酸类

酚酸化合物是一类含有酚环的有机酸，主要分为羟基苯甲酸和羟基肉桂酸两大骨架结构。这类化合物是植物中重要的次生代谢产物之一，可使植物免受昆虫、病毒和细菌的侵害。而食用富含酚酸的食物有助于人体加快体内氧自由基的清除效率，从而保护细胞免受自由基的损害。白及中的酚酸类有：对羟基苯甲醛、对羟基-4-苯甲醇、对羟基苄甲醚、对羟基苄乙醚、山药素、甲基山药素、原儿茶酸、大黄素甲醚、肉桂酸、3-(4-羟基-3-甲氧基苯)-反式丙烯酸二十六醇酯、丁香树脂酚、咖啡酸等化合物，其化学名称和结构（序号为137-148）见表2-11和图2-11。

表2-11 酚酸类化学结构名称

序号	名称	化学式
137	*p*-hydroxybenzoic acid	$C_7H_6O_3$
138	protocatechuic acid	$C_7H_6O_4$
139	cinnamic acid	$C_9H_8O_2$
140	caffeic acid	$C_9H_8O_4$
141	2-hydroxysuccinic acid	$C_4H_5O_5$
142	palmitic acid	$C_{16}H_{32}O_2$
143	syringaresinol	$C_{22}H_{26}O_8$
144	pinoresinol	$C_{20}H_{22}O_6$
145	3″-methoxynyasol	$C_{18}H_{17}O_3$
146	*p*-hydroxybenzaldehyde	$C_7H_6O_2$
147	ferulic acid	$C_{10}H_{10}O_4$
148	3-hydroxycinnamic acid	$C_9H_8O_3$

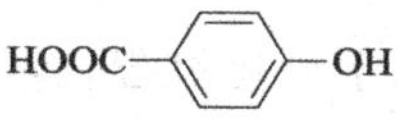
137

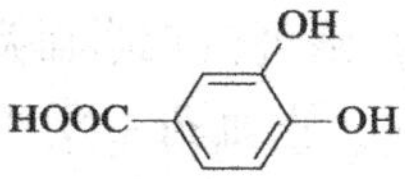
138

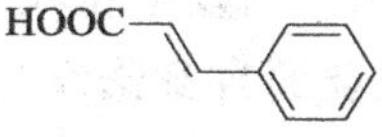
139

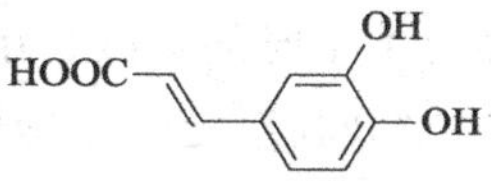
140

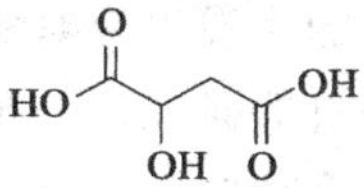
141

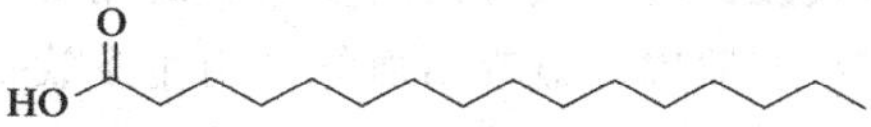
142

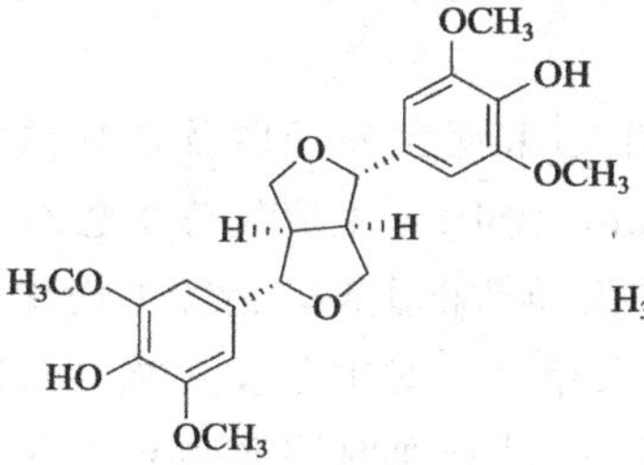
143

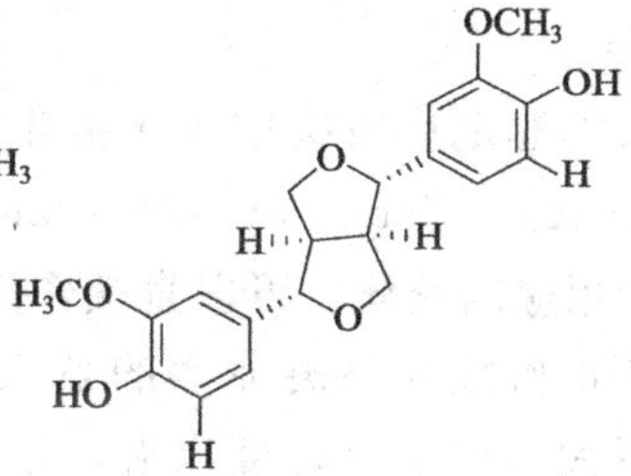
144

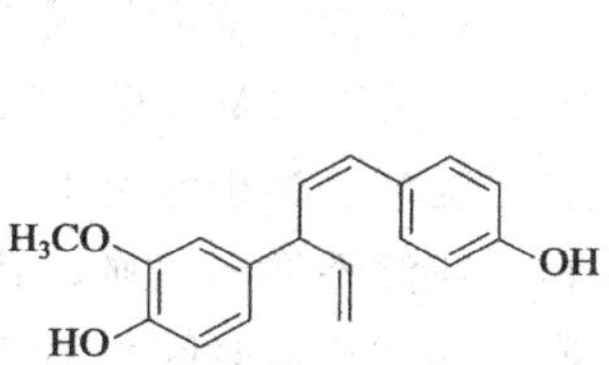
145

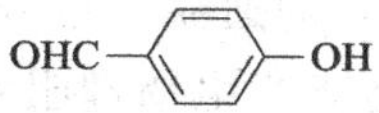
146

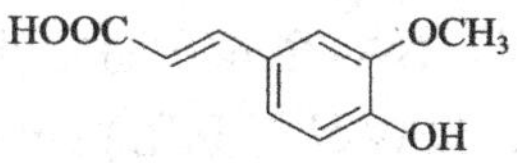
147

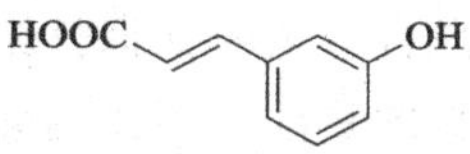
148

图2-11 酚酸类化学结构

第二节 · 白及的药理学研究

一、止血

目前有关白及药效的研究中，因止血收敛、消肿生肌的功效最早被人们所认识，故关于止血功能的物质基础和药理机制等相关研究较系统全面。《神农本草经》《本草纲目》《福建药物志》以及《中国药典》等均明确记载了白及的止血功能，并在临床应用，大量的现代药理也证实白及具有较强的止血作用。临床常用白及治疗肺伤咳血、金疮出血、溃疡疼痛、烧烫伤、手足皲裂等病症等体内外多种出血证，对肝、脾、肾、肌肉及血管等出血具有良好的止血效果。如治疗肺胃损伤引起的咯血，可单用白及研末、糯米汤调服即可，若与三七按 2∶1 比例作散剂服用，效果更好；可与藕节、枇杷叶、蛤粉、阿胶等同用，用于治痨咯血；可与乌贼骨同用，用于治疗胃痛、泛酸、呕血。白及蒲黄散为止血基本方，血热妄行加栀子、黄芪、生地，阴虚火旺加麦冬、百合、当归，气血两虚加白术、黄芪、当归，辨证施治肺系咯血，疗效很好。宫颈糜烂症见黄白脓、血性带下者，用蒲公英、金银花、黄芩、苦参、白及、黄芪共研细末外敷，疗效良好。在前列腺手术中，白及粉止血可缩短手术时间，减少出血量。白及雾化吸入，则可治疗咯血症。

"止血"是一个非常复杂的自身修复过程。止血药主要作用于凝血过程，其中血小板活化与凝聚是止血的重要条件。有关白及止血的物质基础，大部分集中在白及胶或白及胶的主要成分白及多糖。研究发现，白及块茎的水浸出液对实质性器官（肝、脾等）、肌肉、血管出血等外用止血效果很好。黄作喜等研究进一步发现白及假鳞茎（块茎）止血的主要药效成分包括白及胶质、白及多糖等。白及所含的胶质能显著缩短凝血时间，可促进末梢血管内的红细胞凝集，从而形成血栓，发挥局部止血的作用。

由白及假鳞茎部分经水提醇沉后所提取出来的生物多糖大分子白及葡甘聚糖（BSG），又称白及多糖（bletilla striata polysaccharide，BSP），主要呈棕黄色或白色，且无味，溶于水可形成相应的胶体。可以直接作为局部止血剂，治疗上消化道出血和应激性溃疡出血，其止血效果与凝血酶的效果相近。对中重度出血，BSG 和凝血酶的止血时间相差不大，但是对轻度出血，BSG 的止血时间明显短于凝血酶。BSG 黏着在出血点或出血创面上，将伤口与外界隔开，接触伤口的一面迅速与创面融合，另一面保持原状；同时，BSG 能够促进血小板聚集，加速凝血过程，达到止血的目的。当出血量较小时，BSG 易于黏附在出血处，迅速产生物理阻塞作用，止血速度快；当发生中重度出血时，BSG 可能被血液冲淡，不能发挥其物理阻塞的作用，止血速度略有降低。

前人开展了大量有关白及多糖的止血和凝血作用的药理研究，对其药理机制进行了解析。王玮等通过比较白及不同组分的止血活性，发现其 BSP 止血作用较好，而 BSP 恰好是白及块茎的主要成分。因白及多糖具有良好的生物降解性和生物相容性，还可缩短凝血酶原时间，并缩短活化部分凝血活酶时间。因凝血酶原时间主要用于检测外源性凝血系统，故偏重于影响外源性凝血途径。在应用上，白及多糖与淀粉的复合止血剂可有效地抑制外伤出血以及肝、脾、腹主动脉等大规模出血，而不会在肝脾部位导致病理变化。

武桂娟等在白及多糖对小鼠出、凝血时间影响的研究中发现，白及多糖能明显缩短正常小鼠的出血时间（BT）和凝血时间（CT），表明其具有一定的促进止血、凝血的作用。董莉等通过对大鼠进行对照给药实验，发现白及多糖能够缩短大鼠的凝血酶原时间、凝血酶时间、部分凝血活酶时间，从而加快凝血速度。吕洪乐等研究发现，白及多糖对血液系统具有促进造血、止血的作用；对消化系统，可用于口腔溃疡、胃溃疡及溃疡性结肠炎的治疗；对免疫系统，可通过增加免疫因子表达、纠正宫颈糜烂紊乱状态、促进创伤面愈合等方式调节免疫功能。

在兔子的相关止血试验中，发现白及对兔肝及股动脉出血有明显的止血效果，且未发生脓肿现象。此外，兔子的血管修复实验方法的研究表明，白及液具有一定的修补血管缺损的作用，但没有使阻塞血管内血液流通效果。

研究也发现白及的止血作用与白及粉的粒径相关。粒径越小，止血效果越明显，其原因可能是白及的细粉或最细粉的性状、流动性、稳定性相对较好，溶出度相对较高，对胃黏膜损伤保护作用及缩短凝血酶时间（TT）、活化部分凝血酶时间（APTT）和增加纤维蛋白原（FIB）的作用更显著。

由于中药多糖是极性大的高分子化合物，易溶于水，所以常见的提取方法包括煎煮法、回流提取法、超声提取法以及微波提取法等。

除了白及自身具有收敛止血、消肿生肌、保护组织等功效，还可被用于天然生物工程原料，当作辅料应用于药物制剂中来发挥其止血等作用。如采用冷冻干燥的方法将 BSP 制备成白及明胶止血海绵或白及止血粉。其中，白及明胶止血海绵是一种安全有效且可被吸收的止血材料，具有快速止血、抑菌抗感染的功能，同时可吸收大量血液和组织渗液、加速创面愈合。王玮通过冷冻干燥法证实了冷冻干燥后的成品较好，其粉末呈白色，粉碎后流动性好，吸水能力也较强，还能确保多糖成分不会受高温的影响而发生降解。

在新型止血海绵的研发中，有学者研究出一种通过使用定向冷冻技术以形成特定的分级排列多孔通道的白及多糖海绵。海绵的微观结构和力学性能可以通过调节白及多糖的浓度来发生相应的改变，以适应不同的使用需求，具有一定的市场前景。有团队在复合型海绵的研究中研发出白及多糖/氧化石墨烯复合海绵新材料（BGCS）。BGCS 的孔隙度大于 90%，拥有良好的吸水性，在 30s 内可促进血液凝固。但石墨烯对于人体有潜在的危害，对于其性质及其开发仍处于初级阶段，需要有更多的试验来证实 BGCS 是否是一种良好的止血材料。

研究还发现，白及胶或白及多糖可能并非发挥止血作用的唯一成分，其他成分也有一定的凝血活性。经动物实验发现，白及成分分离过程中的正丁醇部位和高剂量的水溶性部位物质均可显著缩短凝血时间，而石油醚部位无明显影响。高剂量的乙酸乙酯部位会延长其凝血时间（表 2-12 和表 2-13）。

表 2-12　白及各提取部位对 ADP 诱导的体外家兔血小板聚集的影响（$\bar{x} \pm s$，$n=4$）

提取部位	终浓度/(μg/mL)	血小板最大聚集率/%	抑制率/%
溶剂对照组	0	52.13±2.43	−11.45±3.65
白及水溶性	100	58.13±4.07*	−18.28±5.48
白及正丁醇	100	61.68±4.45**	−2.05±3.63
白及石油醚	100	53.26±4.25	−2.05±14.08
白及乙酸乙酯	100	38.80±7.33**	25.52±14.08

注：与溶剂对照组比较，* $P<0.05$，** $P<0.01$。

表 2-13　白及各提取部位对 ADP 诱导的体内家兔血小板聚集的影响（$\bar{x} \pm s$，$n=5$）

提取部位	剂量 /[g/(kg·d)]	血小板最大聚集率/%		抑制率/%
		给药前	给药后	
溶剂对照组		48.90±8.39	50.88±6.88	4.62±4.59
白及水溶性	7.5	52.28±10.90	65.84±7.30[b]	−28.89±19.238
	15	49.72±7.88	65.68±9.71	−33.8±21.51
白及正丁醇	7.5	53.54±9.39	65.36±5.70[c]	−26.52±6.548
	15	51.72±4.56	75.66±4.16[c]	−44.02±19.358
白及乙酸乙酯	7.5	49.5±4.93	42.84±2.90[b]	13.11±5.59[f]
	15	54.26±8.47	42.44±6.41[b]	21.61±5.00

注：与给药前比较，[b]$P<0.05$，[c]$P<0.01$；与溶剂对照组比较，[f]$P<0.05$。

从表中可知，其水溶性部位和正丁醇部位可显著升高 ADP 诱导的最大血小板聚集率，石油醚部位对 ADP（二磷酸腺苷）诱导的最大血小板聚集率无明显影响，乙酸乙酯部位可显著抑制 ADP 诱导的血小板聚集。其中，白及的水溶性部位和正丁醇部位是其止血作用的主要有效部位，但乙酸乙酯部位会延长出血时间（BT）和凝血时间（CT），表现出活血的作用。

赵菲菲等使用乙醇对白及进行提取后，采用 80% 乙醇进行洗脱，得到不含多糖的白及乙醇组分（BS-80EE），探究白及非多糖组分的止血作用和机制。研究发现，BS-80EE 能促进凝血酶的生成，缩短凝血过程中的凝血酶时间，从而降低肝素化小鼠的出血及凝血时间，而随着 BS-80EE 浓度的升高，可明显提升大鼠血小板聚集率。另外，从血液流变学的角度来看，BS-80EE 会提高大鼠血小板膜糖蛋白 CD62P 的活化率，在电镜下，血小板伪足伸出并聚集在一起，使全血黏度提升。

其机制主要是 BS-80EE 通过促进血小板的活化、形变、聚集来增强血液黏度，使血液处于高凝状态从而发挥止血作用。

关于白及发挥止血功效的机制，目前在细胞学和分子层次获得了一些进展。为了更深入地了解白及对凝血功能的影响，诸多研究发现白及多糖能够增强血小板第Ⅲ因子的活性和上调血小板最大聚集率。白及止血功效的发挥，首先由吸收血液后富有黏性的多糖附着于伤口表面，达到初步的物理止血作用。然后，白及内的多种活性成分发挥作用，促进血管收缩，血液黏度提升，使受损部位局部血流量减少，相应物质作用于血小板，使血小板聚集并且形成血小板止血栓堵塞伤口。白及促使凝血酶生成速度加快，促进纤维蛋白的生成，加固止血栓。同时，调节纤溶系统的稳定，从而防止出血的发生。白及促进止血的过程主要是白及多糖成分和非多糖组分在止血作用上有一定的共性，都会促进血小板的聚集，促进止血栓的形成，加快一期止血速度。白及通过促进血小板第Ⅲ因子的活性，从而使凝血活酶生成时间得到有效缩短，一定程度上促进凝血酶的生成，进而加快二期止血进程。

张龙霏等进一步研究白及的凝血机制发现，白及对血小板的作用是能增强血小板第Ⅲ因子的活性，缩短凝血酶生成时间，抑制纤维蛋白酶的活性，促使细胞凝聚，形成人工血栓，以实现止血功能。在口腔内的止血研究也发现了类似的作用机理，牙龈出血的作用机制是通过影响血小板第Ⅲ因子的活性从而提高血小板的聚集率，以此来抑制纤溶酶的活性。

血小板的聚集在一期止血的过程中尤为重要，血小板聚集作用的增强能够加快止血栓的形成，从而加速止血。其中，血小板的释放功能会对血小板的聚集产生一定影响。研究者通过投射电子显微镜对经白及多糖处理后的血小板进行观察，发现血小板紧密聚集，并且在血小板赤道和横断面处随机分布的 α 颗粒和致密颗粒有明显脱粒现象，这在一定程度上显示白及多糖对血小板的释放功能有一定的促进作用。当血小板从自身致密体、α-颗粒中释放物质如 ADP、5-HT 或临时合成的 TXA_2 以及其他各类因子时，一方面能够进一步促进血小板的聚集，另一方面能够促进血管的收缩以及血浆纤维蛋白的生成，进一步增强止血作用。TXB_2 和 6-keto-$PGF1\alpha$ 是 TXA_2 和 PGI_2 的稳定代谢产物，可作为判断二者浓度的指标。现有研究证实，白及多糖使大鼠血浆中 TXB_2 的含量有所上升，6-keto-$PGF1\alpha$ 含量则有所下降，证明白及通过促进血小板释放 TXA_2 以及抑制内皮细胞转化 PGI_2 来增强血小板的聚集，并且在一定程度上促进了血管的收缩，有利于止血的进行。有学者推断，白及多糖的硫酸盐通过 TXB_2 通路诱导磷脂酶 A_2（phospholipase A_2，PLA_2）触发花生四烯酸（arachidonic acid，AA）的释放，从而增加 TXB_2 的含量，促进血小板的聚集。此外，研究者发现 P_2Y_1 抑制剂和 P_2Y_{12} 抑制剂呈剂量依赖性地对白及多糖产生抑制，表明白及多糖对于血小板的聚集和形态改变的影响可能与 ADP 受体信号通路中的 P_2Y_1、P_2Y_{12} 和 PKC 受体的激活有关。

纤溶系统通过作用于血栓和凝血块，从而影响止血作用的进行。通过大鼠的血热出血模型，董永喜等发现白及多糖会下调大鼠血浆中纤溶酶原激活物抑制剂的含量，组织型纤溶酶原激活剂含量有所上调。白及多糖通过调节二者的平衡来发挥作用，从而防止二者失衡产生的失血或血栓栓塞。

二、抗肿瘤

白及作为一种传统中药，主要用于内伤血证、外科血证及疮疡肿毒。现代中药药理学对白及的进一步研究，使得白及的应用领域不断扩大，尤其在抗肿瘤治疗方面的基础研究和临床治疗得以进一步的拓展。在妇科肿瘤方面，针对宫颈疾病及宫颈癌前病变的研究，发现白及有可能成为阻断宫颈皮内瘤样病变的药物。也有研究证实白及多糖能显著促进细胞内抗肿瘤坏死因子的分泌，有效促进免疫细胞增殖。

如前所述，多糖是自然界普遍存在的一类生物大分子，具有广泛的生物学活性，可作为免疫调节剂激活多种免疫细胞，并促进细胞因子的生成、活化补体而达到发挥抗肿瘤、抗病毒、抗菌、抗炎、抗氧化等作用。在目前的研究中，认为多糖抗肿瘤作用主要有两点：一是对肿瘤细胞的直接作用，即多糖直接杀死肿瘤细胞，包括对肿瘤细胞膜的特异性作用、抗自由基作用、诱导分化与诱导凋亡、对肿瘤基因的改变及对肿瘤细胞超微结构的影响等；二是作为免疫反应调节剂，通过增强机体的免疫功能而间接抑制或者杀灭肿瘤细胞。根据 IC50 的提示还发现其多糖对胃癌细胞的抑制作用较明显。与此同时，当多糖质量浓度过高时，多糖对肿瘤细胞的抑制增殖作用反而有所减弱，抑制效果随白及多糖质量浓度的不同而发生了明显的不同。诸多实验表明，抗肿瘤药对肿瘤细胞的分裂周期具有选择性。白及多糖作为白及块茎中的主要成分，对肿瘤细胞周期的阻滞作用，为其具有抗肿瘤作用提供了实验证据，也为后续进一步地实行抗肿瘤实验提供实验依据。近年来的研究结果发现，白及葡甘聚糖（BSG）是一种理想的中长期血管栓塞天然材料，用 BSG 可作为栓塞剂介入治疗恶性肿瘤，所以除前面提到的具有止血作用，在抗肿瘤方面也有一定的应用价值。研究表明，白及多糖腹腔注射能抑制小鼠子宫颈癌、大鼠瓦克癌、小鼠艾氏腹水癌实体型、小鼠肝癌和肉瘤。白及葡甘聚糖（BSG）是一种由葡萄糖和甘露糖组成的中性杂多糖，为黏稠的流体，能够渗透到肿瘤周围血管而且行动非常缓慢。其作用机制：进入血管之后，白及葡甘聚糖将会机械性阻塞小血管，促进局部红细胞的聚集，缩短凝血时间和激活凝血酶原时间，从而促使形成继发性血栓。在此过程中，白及葡甘聚糖通过与类肝素蛋白多糖（HSPG）竞争性结合血管生成因子或者干扰 HSPG 的中介作用，来影响肿瘤血管生长因子与其受体的相互结合，这样会使抑制内皮细胞生长，抑制肿瘤血管生成。此外，BSG 毒性小，对人体皮肤无刺激，可以安全地应用于医药和日化产品中。根据 BSG 的溶解度较大，可以形成高浓度、低黏度的水溶液的特点，其特性与阿拉伯胶、西黄蓍胶类似，可以用作医用辅料。BSG 能够参与机体代谢，通过调节细胞中生长因子的含量，达到止血敛创的效果。临床上，BSG 还具有抗菌消炎的功效。

白及除地下的块茎部分，其地上部分的醇提物具有抗肿瘤作用，且能够调节机体生理状况，提高机体的免疫功能。白及地上部分醇提物主要含有菲类、二氢菲类等酚酸类化合物，对肺腺癌细胞有一定的抑制作用，且存在剂量依赖关系，可见白及地上部分也具有很大的潜在开发利用价值。目前大多数人认为，许多肿瘤的发生就是由于该肿瘤细胞凋亡通道受阻而引起的，白及近年来又被认为是治疗肿瘤的重要药物之一（其中在肝癌、食管癌和子宫肌瘤之中作用突出），因白及具有一定直接抗肿瘤作用而被应用于抗肿瘤的研究中。经对白及药材进行分离与纯化后，可以得到 5 个化合物，分别为 5-羟甲基-2-呋喃甲醛、豆甾醇、brugnanin（2,3-二氢苯并呋喃新木脂素二脂酸）、2-甲基蒽醌和 24,24-二甲基环木菠萝烷-3-醇。

其中的 5-羟甲基-2-呋喃甲醛是具有一定抗肿瘤活性的，能够显著增加 G_0/G_1 期（仍保留分裂能力的细胞/DNA 合成前期）细胞比例，使 G_1 期细胞不能通过细胞周期检测点进入 S 期（DNA 合成期）发生 G_0/G_1 期阻滞，阻断 DNA 合成，从而干扰 A549 细胞（肺腺癌人类肺泡基底上皮细胞）周期的正常进行和细胞增殖。除了白及之外，5-羟甲基-2-呋喃甲醛还广泛存在于多种中药炮制品中，还具降血糖、肝保护、改善血液流变性、抗酪氨酸酶及抗氧化等药理作用。

为了证实其抗肿瘤作用的存在，左霞等选择了癌细胞：HT-29 人结肠癌细胞、MCF-7 人乳腺癌细胞、A549 人肺腺癌细胞和 HUVEC 人脐静脉上皮细胞（美国 ATCC）进行了相关实验。通过采用 MTT 的方法筛选了化合物的抗肿瘤活性，以流式细胞仪检测其化合物对细胞周期的影响（目的是探讨其对肿瘤细胞生长的作用，而对于白及多糖也可用此法来探究），结果显示 5-羟甲基-2-呋喃甲醛具有较好的抗肿瘤活性，能够诱导 A549 人肺腺癌细胞周期阻滞于 G_0/G_1 期。5-羟甲基-2-呋喃甲醛还能抑制 HT-29、MCF-7 和 A549 细胞的生长，且对 A549 细胞的 IC50 值较低（但是其 IC50 值与顺铂相当），也能抑制 HUVEC 细胞生长。冯敢生等通过细胞培养（肝癌细胞 Hep-G2、人脉静脉内皮细胞系 ECV-304）大鼠移植性肝癌动脉化疗栓塞实验，发现了白及提取物可通过抑制肿瘤血管内皮生长因子与其受体的结合而抑制肿瘤血管生成。夏向文等在基因治疗联合化疗治疗肝癌的研究中以白及胶作为阳离子型基因递送载体将人 IL-12 双亚基目的基因转染入肝癌细胞后，可产生明显的抗肿瘤及抗肿瘤血管生成的作用。

为发挥白及的抗肿瘤活性，剂型的设计十分重要。随着时代的发展和科学的进步，医学工作者们在白及的临床应用过程中发现白及栓塞剂是肿瘤治疗过程中的良好药物载体。白及栓塞剂属天然小分子物质，遇水可膨胀，注入血管内能迅速形成栓塞，可有效用于恶性肿瘤的局部介入治疗。其作用机理为：白及胶在血液中缓慢膨胀，并均匀地分布于被栓塞的大小血管内，可达到完全栓塞的效果，造成肿瘤部位缺血、缺氧而最终发生坏死和缩小，可提高疗效。栓塞剂中的重要成分白及胶无抗原性和致热原性，组织相容性好，安全性高，并且制备简便，使用简单，药源丰富，减轻了患者的经济负担和心理痛苦等。白及胶除本身具有抑制革兰氏阳性菌的功能，能减少被栓塞器官的感染外，还是广谱抗肿瘤成分，可直接抑制肿瘤细胞的活性。

目前，白及作为抗肿瘤药物在临床上的应用已经得到认可，但其应用范围仍比较局限，主要用于肿瘤供养血管的栓塞治疗。相关研究证明，其在促进肿瘤细胞凋亡中亦有明显作用，因而开展其在肿瘤发生发展过程中抑制、阻断、修复等作用的研究，扩大其应用范围，具有重大意义。如在妇科肿瘤方面，继续深入研究对宫颈疾病及宫颈癌前病变的影响，白及有可能成为阻断宫颈上皮内瘤样病变的药物，并降低宫颈癌的发病率。在肝癌中晚期的治疗中，白及粉栓塞化学治疗（简称化疗）较常规栓塞化疗作用持久，杀伤性强，远期疗效更好；应用于食管肿瘤支架植入和子宫肌瘤、骨骼肿瘤的治疗，也取得了明显的疗效。

白及抗肿瘤的药理机制主要有两方面：一方面，从白及中提取的两种菲醌类化学物质对癌细胞有明显的细胞毒性，可导致诱导癌细胞的周期停滞，并产生大量活性氧导致癌细胞凋亡；另一方面，白及多糖的靶向能力能辅助药物抗肿瘤能力的增强。白及中的某些化学成分可以被制成药物的外衣以保护药物在人体内的生物活性，例如包裹在用硬脂酸改性的白及多糖制成的纳米颗粒内的水飞蓟素，较没有被包裹的水飞蓟素表现出更好的摄取能力，还对治疗的靶器官具有靶向能力。另有研究评估了叶酸（folicacid，FA）介导的硬脂酸（stearicacid，SA）改性白及多糖（FA-BSP-SA）共聚物作为抗癌药物靶向转移到肿瘤组织和增强抗肿瘤疗效的载体潜力，发现 Dox/FA-BSP-SA 胶束能显著提高药物盐酸阿霉素（Dox）在肿瘤部位的富集，延长其平均停留时间，增强体内抗肿瘤作用。

三、抗氧化

白及含有丰富的多糖和一些挥发油以及天然黏液成分，是一种天然的抗氧化药材，早在《药性论》中即记载白及"治面上疮，令人肌滑"的美白护肤功效。其效用不仅可去斑去黑头、新生皮肤组织，还可以应用于治疗痤疮、体癣、疤痕等皮肤病。

杨晓杰等通过比较从几种药用植物中提取的均具有抗氧化活性的多糖发现，白及多糖抗氧化活性最优。对白及的几种多糖的总还原能力分析发现，其大小顺序为：水提白及＞微波白及＞微波白芷＞水提白芷＞微波桔梗＞水提桔梗。这六种多糖均具有清除自由基的活性，且随多糖浓度的增加，多糖的抗氧化能力也随之增加。其中，微波白及和水提白及具有较强的抗氧化性，在总还原能力方面，水提白及最强，微波次之，其他指标也排名较前。桔梗多糖清除羟自由基能力和清除DPPH 能力比较强，其他指标较弱。白芷多糖除清除超氧自由基能力较强外，其他指标较弱，尤其是无清除 DPPH 的能力。

有意思的是，上述研究也证实不同的提取条件对多糖的抗氧化活性有影响，经微波法提取的多糖较热水浸提法提取的多糖抗氧化性明显较强。其原因可能是：多糖的抗氧化活性与它的化学结构相关，如糖苷键、立体构象等。微波法提取时间短，可以更好地维持多糖分子的结构和抗氧化活性。与之相反，热水浸提法提取的多糖抗氧化活性变差，这可能是由于较长时间和较高温度的处理破坏了多糖的分子结构和活性。如今人们越来越多地去关注皮肤健康，故白及在抗氧化效用方面的应用有着很大的市场价值，而研究其如何保持最好的药效作用，提取原料成分的过程是一个关键。

研究也发现，白及中除多糖，其他成分也具有抗氧化活性。丁志山等通过实验发现，白及中的菲类、二氢菲类等有机小分子化合物可提高血清中 SOD 活性，降低 NO、MDA 的含量，从而达到抗氧化的作用。临床还发现，红细胞膜的氧化损伤是溶血的重要原因，H_2O_2 是造成红细胞膜脂质过氧化的原因。

除了块茎富含抗氧化活性的多糖、菲类等物质，白及花中还含有丰富的强抗氧化能力的花青素成分。白及花中含有飞燕草色素、牵牛花色素、天竺葵色素、芍药色素和锦葵色素。自然界中共有 6 种主要的花青素，分别为天竺葵色素、矢车菊素、飞燕草色素、芍药色素、牵牛花色素和锦葵色素，而在白及花中检测到了 5 种，且白及花提取物的总抗氧化能力、羟自由基清除能力、2,2-联苯基 1-苦基肼基（DPPH）自由基和超氧阴离子的清除能力分别相当于 $1.640\mu g/mL$、$970\mu g/mL$、$8.64\mu g/mL$ 和 $75.99\mu g/mL$ 的维生素 C，其还原能力还随其提取物浓度的升高而增强。因此，白及花可以作为提取花青素成分的植物来源。

在白及花的加工过程中，不同的干燥方式会影响其清除 DPPH 自由基和还原力的原因。研究发现，晒干和真空 50℃ 干燥清除 DPPH 自由基效果较好，而晾干、晒干和真空 50℃ 干燥还原力较强，即抗氧化功效较好。其主要原因在于总酚和多糖均为天然抗氧化剂，能有效清除自由基和降低金属离子催化的氧化反应。除了以上几点，在白及花的产地加工过程中，以真空 50℃ 干燥最为适宜，不仅可最大程度保持外观颜色，保存花青素、多糖、总黄酮和总酚含量，而且具有较好的抗氧化功效，建议生产实践中根据该工艺适当调整并加以利用。

研究还发现，从白及中分离鉴定出能合成抗氧化活性物质的内生菌，具有良好的应用开发前景。董燕婧等从白及新鲜植株的健康根系中分离出白及内生真菌后进行培养，通过清除 2,2-联苯基 1-苦基肼基（DPPH）自由基、羟基自由基活性和2-联氨-双 3 乙基苯并噻唑啉 6-磺酸（ABTS）自由基实验，对比不同菌株的还原与抗氧化活性，发现白及内生真菌胞外多糖总还原力顺序为：镰刀菌属（*Fusarium* sp.）＞茄病镰刀菌（*Fusarium solani*）＞金黄毛壳菌（*Chaetomium aureum*）＞棕榈疫霉（*Phytophthora palmivora*）＞支顶孢属（*Acremonium* sp.）。经过比较分析不同菌株的抗氧化活性发现，茄病镰刀菌（*F. solani*）的总还原力、清除 DPPH

（1,1-二苯基-3-硝基苯肼）自由基活性、清除羟基自由基活性和清除 ABTS（2,2-联氮-二二铵盐）自由基活性均较高，其胞外多糖（0.1g/L）清除羟基自由基的活性高达 21.6%，其余菌株清除羟基自由基的活性均为 11.0%～12.3%，且远高于镰刀菌属。其结果也表明了白及内生真菌胞外多糖具有一定的抗氧化活性，与孔令姗在白及多糖抗氧化活性方面的研究具有一定的相似性，这为筛选出能生产抗氧化活性较强的胞外多糖的白及内生真菌，以便进一步利用真菌工业化生产活性较强的胞外多糖来替代白及多糖，为缓解白及药用资源压力和研制开发相关药物制剂提供了科学依据。

四、抗菌消炎

医学消炎的方式有很多，抗生素消炎是一种见效最快的方式，但在一定程度上降低了人的免疫能力，有一定的副作用和依赖性。白及具有体外广谱抑菌活性，副作用很小，减少感染的发生，对于真菌的感染治疗效果好，能有效地治疗真菌性疾病，并促使药物仅在病变部位的血管内均匀分布，因而在中医上常使用白及作消炎抗菌药。

研究发现，白及的主要成分多糖类有抗菌消炎的活性。白及中所含的白及葡甘聚糖（BSG）在抗菌消炎方面也发挥重要作用。白及具有较强的抑菌作用，对多种皮肤病有良好的疗效。将霉菌和酵母菌直接平皿涂布于 30℃恒温培养，并对细菌采用试管稀释，37℃下恒温培养。结果表明，BSG 对最易于侵染人体皮肤的金黄色葡萄球菌和絮状表皮癣菌有极强的抗菌作用，对白色念珠菌和石膏样癣菌也有较强的抗菌作用。由于 BSG 具有很好的止血、促进伤口生长和抑菌作用，可以用来治疗烧烫伤。使用后，BSG 在伤口表面形成一层保护膜，不仅抑制葡萄球菌和链球菌的生长，同时缩短血凝时间，减少出血，刺激肉芽组织增生，有利于创面愈合。由前文所知，白及中的多糖虽具有伤口愈合、抗溃疡、止血和免疫调节活性的作用，但越来越多的证据表明白及的小分子成分可能起着更重要的治疗作用。如白及的乙醇提取物通过调节抗氧化系统、免疫系统和细胞因子水平，有效地防止二氧化硅诱导的肺纤维化，而这种提取物被发现比白及中的多糖更有效。

从白及的根须和块茎中分离的小分子成分有着广谱的抗菌活性。白及块茎的乙醇提取物中分离得到的乙酸乙酯，对六种革兰氏阳性菌（金黄色葡萄球菌 ATCC25923，29213，43300，表皮葡萄球菌 CMCC26069，粪肠球菌 ATCC29212 和枯草芽孢杆菌 CGMCC1.1470）均表现出强效的抗菌活性，也对各种革兰氏阴性菌、阳性菌以及耐药菌均有良好的抑制作用，能够有效保护细菌感染个体，其药效活性与抗生素相当，尤其是该提取物可以有效对抗耐甲氧西林金黄色葡萄球菌（MRSA），同时对其他所有与甲氧西林结构相似的 β-内酰胺类抗生素均耐药的细菌有一定效果，为临床用药提供了更好的选择。向白及粗粉或乙醇提取物中加入石油醚提取后，再依次用三氯甲烷、乙酸乙酯、正丁醇、水提取相应溶剂部位提取物，收集的一种乙酸乙酯部位提取物对结核分枝杆菌标准菌株 H37RV 有较好的抑杀作用，经实验测定该白及乙酸乙酯溶剂部位提取物的 MIC 值分别是 $200\mu g/mL$，MBC 值是 $500\mu g/mL$。

从白及块茎中分离的联菲及双氢菲类化合物，与白及的抗菌作用有密切关系，对枯草杆菌、金黄色葡萄球菌、白色念珠菌（ATFC）及发癣菌（QM）均有抑制作用。研究白及化合物的抗菌活性与其结构的关系表明，含有甲氧基的化合物抗菌作用减弱，而对羟基苄化合物的抗菌活性增强。陈玉等将白及煎成浓度为 $1g/mL$ 水煎剂，用纸片扩散法测定它对变形链球菌的抑制作用，结果发现出现抑菌圈，表明白及水煎剂具有抑制变形链球菌的作用。俞杭苏等的研究发现，白及须根富含与白及块茎结构相同或相似的化合物，包括 2-异丁基苹果酸葡萄糖氧基苄酯以及对革兰氏阳性菌具有抗菌作用的菲类化合物，其中，化合物 2,7-二羟基-4-甲氧基-9,10-二氢菲、4,5-二羟基-2-甲氧基-9,10-二氢菲、2-羟基-4,7-二甲氧基菲对金黄色葡萄球菌、表皮葡萄球菌、粪肠球菌及枯草芽孢杆菌等革兰氏阳性菌具有中等强度的抗菌作用（MIC8～$128\mu g/mL$）。汪荣斌等发现当菲类化合物浓度达到 $160\mu g/mL$ 时，对人体红细胞无细胞毒性，但可以对有金黄色葡萄球菌和革兰氏阳性菌引起的皮肤或软组织感染性疾病起到治疗作用。白及单体化合物的抗菌活性研究表明，白及中的菲类以及联苄类化合物具有抗革兰阳性菌活性，但对于真菌的抑制活性较低。因此，白及醇提物中的联苄类物质和菲类物质可以成为研究抗菌类药物的基础。

研究也发现，白及化合物的抗菌活性与其结构有关，对甲氧基化合物的抗菌作用减弱，而对羟基苄化合物的抗菌活性增强。此外，由白及胶、没食子酸和厚朴酚配伍制成的复方中药制剂对感染常见的黏性放线菌、聚核梭杆菌、粪肠球菌有较强的抑制作用，其抑菌作用可减少栓塞器官的感染，使药物在病变部位的血管内均匀分布，使其不良反应发生率降低，是一种理想的外围型化疗栓塞剂。

五、保护黏膜

白及对胃肠道黏膜损伤的保护和修复方面都具有较好的疗效，该药效的物质基础发现大多与多糖有关。白及多糖是植物多糖的一种，除前面提到的具有止血凝血功能，已有研究表明白及多糖对小鼠醋酸型和应激型胃溃疡具有良好的保护和治疗作用，在对大鼠应激性胃溃疡实验中发现，白及多糖具有明显的抗应激性胃溃疡作用，该作用与白及多糖增强胃黏膜屏障和防御功能、减少攻击因子对胃黏膜损伤以及增强自由基清除能力等因素有关，其机制与增强胃黏膜抗氧化能力、促进溃疡局部胃黏膜上皮细胞增生、抑制自由基生成、加强损伤组织修复方面有一定关联。除此之外，白及多糖还可降低其应激性溃疡大鼠体内的丙二醛含量。白及对胃黏膜起保护作用的原理是提高超氧化物歧化酶活性（superoxide dismutase，SOD）。SOD 是一种源于生命体的活性物质，能消除生物体在新陈代谢过程中产生的有害物质。

对人体不断地补充 SOD，具有抗衰老的特殊效果。

武桂娟等经动物实验证明白及多糖高（60mg/kg）、中（30mg/kg）、低（15mg/kg）剂量对溃疡的抑制率分别达到 86.64%、76.65% 和 70.42%，说明白及多糖对大鼠乙酸性胃溃疡有明显治疗作用，其治疗机制与增强胃黏膜抗氧化能力，抑制自由基生成，促进溃疡局部胃黏膜上皮细胞增生，加强损伤组织修复有关。

六、促进组织再生

白及的功能主治除了止血与消肿，还有收敛和生肌，具有良好的促组织再生能力，这对于烧烫伤、胃溃疡等疾病的治愈有着重要意义。白及用于烧伤治疗的主要成品有白及胶，其胶浆黏性大，易在局部形成保护膜，可控制和防止病原菌感染，有利于烧、烫伤创面愈合。

胃溃疡属于消化道溃疡，主要是指胃黏膜被胃消化液损伤造成的胃黏膜肌层的组织损伤，而白吸散、白散、半夏白及散等是应用白及治疗胃出血和胃溃疡促进组织再生的经典方剂，大量的体外细胞实验推测白及多糖是这些方剂中的主要药效成分。王庆等在体外培养实验结果得出结论，白及多糖对大鼠皮肤成纤维细胞 VEGF mRNA 的表达有明显的促进作用，其作用强度与药物浓度有关。白及多糖具有高黏性和生物相容性，在胃内可形成一厚度和强度适宜的物理胶状膜黏附于胃黏膜，起到保护和修复胃溃疡的作用。而且，白及多糖对乙醇灼伤法引起的大鼠胃溃疡具有明显的治疗作用，可促进溃疡面的愈合，且存在量效关系。白及多糖在短时间内外用，或大剂口服是较安全的，不会造成毒副作用（经口服、阴道刺激、皮肤过敏等实验并未发生不良反应）。

有关白及多糖促进组织再生的机制解析却不尽相同。高浓度的白及煎剂上清液能促进角质形成细胞游走等功能，在对创伤愈合和创面覆盖中起着关键作用，这种功能与它所含胶状成分有关，将白及胶作为外源性重组人表皮生长因子载体，能显著促进创面表面细胞 DNA 的合成，提高细胞的增殖能力，缩短伤口愈合时间，促进伤口愈合。白及多糖能够在伤口形成保护膜，不仅因前文所述的具有抑菌作用，还因刺激肉芽组织生长的作用，有利于伤口愈合，提高伤口愈合质量。老鼠实验中，在大鼠背部切割伤创面恢复过程中，BSG 提高创面羟脯氨酸含量和细胞外基质胶原的水平，促进成纤维细胞和血管内皮细胞的增生，促进细胞外基质蛋白质成分的产生和分泌，提高伤口巨噬细胞的数量。

白及促进 L929 纤维母细胞的生长以及伤口上皮的形成和重建，这可能与其促进表皮生长因子及其受体的表达、降低肿瘤坏死因子 α（TNF-α）的表达有关。在白及多糖治疗大鼠深Ⅱ度烫伤 7 天后的实验研究中，血清中脂多糖、TNF-α、白介素-6，外周血中 ToLL（ToLL-Like receptors，TLR）样受体 4 阳性表达率均显著降低，这说明白及多糖可促进大鼠深Ⅱ度烫伤创面愈合。白及可作为 rhEGF（基因重组人表皮生长因子）的载体，增加 rhEGF 与创面的接触时间和面积，而 rhEGF 可促进上皮细胞、成纤维细胞核、血管内皮细胞等的分裂、增殖，两者结合可共同促进创面愈合。史珍珍等研究白及须根醇提物抗大鼠乙醇急性胃溃疡的活性及其作用机理时得出结论，白及须根醇提物可以减小溃疡面积，白及须根醇提物具有显著抗胃溃疡作用，须根醇提物组分可通过降低 IL-1β 等因子和提高 IL-10、VEGF 等因子的水平发挥抗胃溃疡作用。

其他的研究也发现，白及成分在伤口愈合方面也发挥着积极作用。白及具有促进皮肤细胞分裂增殖的生物活性，白及提取物可明显促进其修复、生长。李林等发现在壳聚糖内加入白及多糖等生物材料，可以缩短凝血时间、提高保水性并促进 L929 细胞增殖并且部分阻断壳聚糖的游离氨基，使皮肤伤口的愈合率显著增加。另一方面，白及多糖可增加单胺氧化酶含量，提高超氧化物歧化酶的活性，降低丙二醛的含量来增加瘢痕形成的概率，减少瘢痕形成的时间，从而促进伤口的愈合。Chen 等研究发现，白及多糖能通过对施旺细胞的迁移、增殖等产生影响从而促进神经再生。另有课题研究发现白及胶有促进糖尿病溃疡创面的治疗，其机制主要是通过使 Wnt 通路的下游蛋白 β-连环蛋白（β-catenin）、RSPO-3 含量上升，GSK-3β 含量下降，最终促进创面肉芽组织生长，加速局部修复愈合。总的来说，白及可通过间接抑菌作用，影响细胞的增殖、瘢痕的形成以及通过内分泌部分来实现促进伤口愈合。从白及中提取白及多糖，经干燥粉碎后制成白及胶，再与当归提取物、基质复配成归及乳膏，用于治疗手足皲裂，疗效明显。

第三节 · 白及的毒理研究

一、配伍禁忌

中医认为白及药性平且温和，不良反应较少，文献中很少报道白及的毒副作用和不良反应，一般认为它是无毒的，但其毒性也是客观存在的。"十八反"作为传统中药配伍的禁忌原则，其中提到了"半蒌贝蔹及攻乌"。

"半蒌贝蔹及攻乌"中单味药急性毒性实验，结果表明当单次胃内给予白及的剂量达到 80g/kg 时，小鼠的平均死亡率仍低于 20%，并且白及的 LC_{50} 值在这个测试中未检测到，说明受试样品白及的毒性很低。因此，用 MTD（最大耐受剂量）更适合用来表征白及的毒性，实验测量得到白及的 MTD 为 180g/kg。

《神农本草经·序例》指出"勿用相恶、相反者""若有毒宜制，可用相畏、相杀者尔，勿合用也"。本草文献中明确提出十八种药物的配伍禁忌：半夏、瓜蒌、贝母、白蔹、白及与乌头相对；海藻、大戟、甘遂、芫花与甘草不和；诸参、细辛、赤芍、白芍与藜芦相背叛。故白及不宜与川乌、制川乌、草乌、制草乌、附子同用。

《中国药典》也规定白及不宜与川乌、制川乌、草乌、制草乌、附子同用。现代中药化学成分研究证实了当白及与乌头相配伍时，会增加水煎剂中次乌头碱的含量。次乌头碱可以抑制心肌细胞钠通道失活，增强细胞内钙调控蛋白 RyR_2 和 NCX 基因转录和蛋白表达增加，诱发心律失常。

二、毒理分析

白及胶是从白及的干燥块茎中提取而得，常被用作膜剂的成膜材料，液体药剂中的助悬剂、乳化剂使用。但对其毒理研究未见报道。为此，刘文江等进行利用白及胶对小鼠进行急性毒性实验的研究。

选用 20g±0.5g 昆明种远交系小白鼠 20 只，雌雄各半。取白及胶，用生理盐水调成药浆，以小鼠能灌胃的最稠药浆 15％（g/mL）和最大允许容积 0.5mL/20g，灌胃 2 次，每次 0.5mL/只，间隔 6h。剂量相当于 4g/kg，观察 7 天。各鼠的活动、食量、皮毛、体重均正常，无死亡。处死小白鼠后解剖观察内脏（心、肺、肝、脾、肾、胃、生殖器官）均未发现不良反应，提示白及胶急性毒性很低。

张卫明等进行五项白及多糖皮肤毒理研究，分别为小鼠急性口服毒性实验、兔皮肤刺激实验、豚鼠皮肤过敏实验、豚鼠皮肤光毒性实验和人体皮肤贴片测试等毒理学实验，证明了白及多糖没有明显的不良反应。白及多糖的急性毒性非常低，给予实验小鼠 4g/kg 的白及多糖剂量，以 6h 的间隔进行灌胃，7 天内没有小鼠死亡，实验动物的活性、食物摄入、皮毛和体重均没有发生显著的变化。

随着近几年中药材的资源开发与利用，白及成为民族中药材大力发展的目标，白及的药效价值被不断挖掘和应用于临床，白及毒理研究也得到了快速发展，白及毒理方面的研究证明白及的毒性很低，下游产品研发的受限因素较少。

第四节·白及的炮制加工及质量控制

质量是中药材安全使用时首要关注的焦点，药物炮制是中药质量控制的一个重要环节。炮制是有目的的加工，大部分药物在用于治病之前，需要经过炮制，炮制的好坏关系到药物的质量。影响白及质量的因素包括从选种到储存销售多个环节。根据相关质量控制的依据，在各个环节对白及的质量有一定监督和控制作用。

一、加工炮制的目的与方法

中药加工炮制的主要目的为：①增强药物的作用，提高药物疗效以及消除或降低药物的毒副作用；②保证安全用药，改变或延缓药物的性能，扩大应用范围及改变药物的某些性状，便于贮存和使用；③去粗取精，提高药物净度，改变或增强药物作用的部位和趋向，便于调剂和制剂矫味矫臭，便于服用引药入经，便于定向用药。其中重要目的是提高疗效，降低毒性，便于使用。炮制古称炮炙，炮原本是指将药材埋于火灰中直到焦黑，炙象征手执物品在火上烘烤。炮炙就是将经净选，切制的生药材进行火制或水火共制的一种传统炮制工艺，包括炒、煨、炮、煅、蒸、煮、制等多种方法，药材炮炙前称为"生品"，炮炙后称为"熟品"。常用烘、炮、炒、洗、泡、漂、蒸、煮"八法"加工中草药原料，使其制成药物，烘、炮、炒三法用火，洗、泡、漂三法用水，蒸、煮法水火兼用，故统称为"水火之剂"。还有用酒、蜜、醋、盐等辅料进行加工的方法。

2020 版《中华人民共和国药典》对白及的炮制和品质分别做了指导性要求。其中，炮制过程为洗净、润透、切薄片、干燥，经炮制后的白及干燥品水分不得超过 15.0%，总灰分不得超过 5.0%，二氧化硫残留量不得过 400mg/kg。在实际生产中，由于白及块茎肉质肥厚，常数个相连，一般以当年新长出的块茎为炮制原料的效果最好，往年块茎加工后粉性低，干瘪，色泽亦差，不宜取。产地加工时，除去残茎和须根、洗净泥土后应立即加工，否则易变黑。传统的炮制方法是加工前分拣大小，将拣选的白及新鲜块茎投入沸水中烫或蒸 3～5 分钟，以杀青断生，至内无白心，晒至半干，再除去外皮，晒干备用。杀青断生的目的在于去除药材组织中的空气，破坏酶类物质，阻止氧化还原反应的发生，从而达到护色或防止有效药用成分分解。

白及饮片的批量化炮制方法需借助机械来完成，常规步骤如下：应用 0.03～0.05MPa 的蒸汽，对白及新鲜块茎进行 20～25min 的杀青至萎凋，萎凋的风温为 60～70℃，时间为 15～20h；脱去根须后进行分级分选，筛选出直径≥3cm 的优质果用于烘焙、抛光和切片，烘焙温度为 60～70℃，时间为 1～3h；切片的厚度为 0.25～0.3cm，切片后进行再次烘焙，烘焙温度为 60～70℃，时间为 10～12h。

二、影响白及质量的因素

中药材炮制品的质量优劣直接关系到中医临床治疗的效果和患者的生命安全，根据诸多前人的经验和实验证明，影响中药材质量的因素主要存在于药材的品种、产地、栽种方式、采收加工、炮制、贮藏以及粒径等环节。其中，采收加工和贮藏对白及炮制品的品质直接相关。

（一）采收加工对质量的影响

中药材的采收分季节、时间、方法，这些都与下游白及炮制和最终产品的质量有着密切的关系。不同阶段的白及，药物的成分可能不同，适时采收对保证中药质量具有重要意义。随着采收期的延后，白及多糖的含量变化呈先下降后逐渐稳定的趋势；一般来说，9月中旬后采收的白及块茎总酚和白及苷含量均较高，在综合考虑白及品质和产量的前提下，9月下旬采收白及较为合理。

（二）炮制过程对质量的影响

中药材包含很多不同的化学成分，现代医学已经证明炮制对中药材的质量及其使用有积极作用。在炮制过程中，也可能会因炮制的技术匮乏、设备简陋、炮制前缺乏必要的预处理、炮制辅料质量不佳或使用不当以及火候掌握不准以及炮制方法不正确等原因，致使药材的质量发生变化而影响药效。白及的化学成分复杂多样，易受影响，因此白及的炮制过程应多加留意并加强控制，这是保证其质量和药效的重要方法之一。

不同的白及炮制品，可使胃黏膜损伤指数的记分、PGE2（前列腺 E2）、EGF（上表皮生长因子）、NO 等改善，使胃黏膜细胞保护物质的含量有所增加，其中胃液与胃黏膜 PGE2、血清 NO 含量改变以白及超微粉加蜂蜜疗效最为明显，从而证实了白及对胃黏膜的保护确实具有一定的相关性，不同炮制品的作用又具有相对的特异性。

这一现象在其他中药材中也有明确的体现。连德明等通过收集 2013 年 5 月至 2015 年 5 月收治的 160 例选用中药治疗的患者，将其作为研究对象，分为两组，分别为观察组和对照组，各 80 例。观察炮制药与未炮制药的治疗结果，发现炮制后药材的有效率显著高于未炮制组，证明了恰当的炮制能有效提升中药材的药效，该结果也证明了炮制方法将对中药的质量和药效产生显著影响。不同方法炮制的药物，药效存在较大差异，所以在对中药炮制进行研究的过程中，不仅要充分发挥其古老中药的特色，也要结合现代炮制学的知识和发展，努力使中药炮制可以更加规范、高效，为临床提供更多高效低毒的产品。在临床使用炮制品药物时，需根据患者的需要认真筛选合适的炮制品，经过医师鉴定后再用药。

（三）粒径对质量的影响

粉末饮片也是中药材炮制品的重要类型之一。不同粒径白及粉末饮片随粒径减小而稳定变差。其溶出度与粉末饮片生物利用度和疗效密切相关，根据药物在体内胃肠道中的运转状态，比较不同粒径白及粉在几种介质中的多糖溶出度，结果发现不同溶出介质中溶出度由高到低为：人工胃液＞蒸馏水＞人工肠液。刘珈羽比较了白及传统饮片与细粉、最细粉、极细粉、300 目等四种不同粒径的白及粉治疗无水乙醇诱导的胃黏膜损伤 SD 大鼠的效果，发现细粉组的治疗效果相对传统饮片组明显增强（$P<0.01$），细粉组、最细粉组的止血效果显著优于其他组，并认为白及细粉至最细粉是治疗大鼠胃黏膜和防止出血的适宜粒径范围，由此充分说明了粒径对炮制品药效的发挥有着十分显著的影响。

（四）贮藏对质量的影响

贮藏是某些中药材质量控制的关键一步，所以白及的相关提取物需采取适宜的贮藏防护方式以确保质量，贮藏的质控因素有空气、温度、湿度、光照等。若贮藏不当，会导致某些药用成分毒化，甚至会引起医疗事故，故要做好相关标准要求以及检查再进行贮藏，严格控制贮藏措施，随时更新或检查库存，以达到保证质量的目的。

在贮存过程中，贮存方式是控制水气对中药材影响的关键一环。多数中药材贮存时需要阴凉、通风、干燥的条件，其中通风不仅是要求仓库通风性，也对包装通气性有关。因白及块茎本身呈不规则形状，堆放时每个块茎之间的空隙是相互连通透气的，故具有较好的透气性；网袋和编织袋具有一定的透气性，但跟堆放相比稍差；塑料袋的透水透气性最差，但能有效保持内部的干燥性。宋智琴等在相同条件下研究结果表明，不同包装贮存的白及提取率差异显著，直接堆放的多糖含量最高，为21.44%；编织袋包装的多糖含量最低，为14.03%。综合评定以提取率和多糖含量的乘积计，不同包装贮存的白及质量依次为：直接堆放＞塑料袋包装＞网袋包装＞编织袋包装。

白及的常规贮藏，对于采收后的白及块茎，一般无需清洗，白及带泥块茎经阳光照射迅速晒干后，即可转入越冬贮藏处理，用消毒过的湿锯末作包埋介质，白及块茎于3～8℃冰柜或冷库中安全越冬效果最好。炮制饮片的贮藏通常需要放在通风、干燥、遮光、恒低温的环境下。

（五）其他因素对白及质量的影响

除以上提到的因素，还有干燥方式、光质处理、提取方法、超声时间与温度、超声波功率与凝固比、白及种苗诱导与种植过程中的肥料类型、遮阴处理方式、土壤水分、培养基、激素、种植模式、除草期、碳源等，都会对白及炮制品的质量产生影响。

研究表明，光质对白及生长及活性成分均有显著影响，与自然光照处理的对照组相比，蓝膜处理能够显著促进白及地上部分的生长，并且在不影响白及多糖积累的情况下提高白及块茎中的总酚和1,4-二[4-(葡萄糖氧)苄基]-2-异丁基苹果酸酯（白及苷，militarine；CAS登录号：58139-23-4）的含量。

研究表明，冷冻干燥对白及块茎外形和颜色保持是最佳的。白及的块茎干燥方式有冷冻干燥、微波干燥、真空干燥、热风干燥和红外干燥五种。与热风干燥处理相比，红外干燥和冷冻干燥的白及多糖含量比热风干燥都有增加。

三、白及质量控制

（一）质量控制的依据

根据《中华人民共和国药典》2020年版收载的白及药材国家标准，白及应为兰科植物白及的干燥块茎。夏、秋二季采挖，除去须根，洗净，置沸水中煮或蒸至无白心，晒至半干，除去外皮，晒干。其干燥块茎的外观形态呈不规则扁圆形，多有 2～3 个爪状分枝，少数具有 4～5 个爪状分枝，长 1.5～6cm，厚 0.5～3cm。表面灰白色至灰棕色，或黄白色，有数圈同心环节和棕色点状须根痕，上面有突起的茎痕，下面有连接另一块茎的痕迹。质坚硬，不易折断，断面类白色，角质样。饮片呈不规则的薄片。外表皮灰白色至灰棕色，或黄白色。切面类白色至黄白色，角质样，半透明，维管束小点状，散生。质脆。气微，味苦，嚼之有黏性。粉末淡黄白色。表皮细胞表面观垂周壁波状弯曲，略增厚，木化，孔沟明显。草酸钙针晶束存在于大的类圆形黏液细胞中，或随处散在，针晶长 18～88μm。纤维成束，直径 11～30μm，壁木化，具人字形或椭圆形纹孔，含硅质块细胞小，位于纤维周围，排列纵行。梯纹导管、具缘纹孔导管及螺纹导管直径 10～32μm。糊化淀粉粒团块无色。气微，味苦，嚼之有黏性。

药典还规定了白及药材的鉴别标准。

供试品的色谱检测实验中，与对照药材色谱相应的位置上应显相同颜色的斑点，置紫外光灯（365nm）下检视，应显相同的棕红色荧光斑点。

干燥品中的水分不得过 15.0%（通则 0832 第二法），总灰分不得过 5.0%（通则 2302），二氧化硫残留量照不得过 400mg/kg，干燥块茎中的白及苷不得少于 2.0%、饮片中则不得少于 1.5%，高效液相色谱法（通则 0512）测定白及苷峰计算应不低于 2000。

白及种植周期长，高品质的形成是由多方面的因素协同作用、共同影响的。除了前述的炮制加工贮藏等对白及中药材品质的影响，林立在对白及种质资源评价及种子种苗质量标准的研究中还发现，衡量白及质量的化合物成分有无和含量高低显著受影响于品种、栽培方式、产地等因素。

（二）品种对白及质量的影响

药材的品种在自然界的存在是多样的，而产地和品种不同可直接影响到药效和药理的作用，选择合适且正确的品种是保证疗效的前提。大田栽培的白及品种繁多，不同品种的白及含糖量不同，根据其含糖量可分为糯白及和水白及两种，糯白及含糖量稍较高，口感更好。

（三）产地对白及质量的影响

白及主要分布于贵州、四川、云南、湖南等地。天然药物的生长与分布离不开一定的自然条件，自然条件对药物的影响是不可忽略的。宋代寇宗奭曾说："凡用药必须择土地所宜者，则药力具，用之有据。"梁代陶弘景亦说："诸药所生，皆有境界"，陈嘉谟《本草蒙筌》也谓："地产南北相殊，药力大小悬隔"，所以自古医家推崇道地药材就是这道理。在积极扩大道地药材生产的同时，进行药材的异地引种，亦成为行之有效的解决白及供求矛盾的办法，值得重视的是引种必须保证原药材的性能和疗效。

因为产地的差异，郑梦迪等通过性状鉴别、显微鉴别和多糖含量测定三个方面对其进行观察，结果显示其性状、颜色、折痕、味道、黏性和多糖都有区别。对比不同产地白及的炮制品形态和成分，发现贵州白及与陕西白及的最大特征是颜色不同，贵州白及为半透明乳白色，陕西白及为黄棕色，这可能是由于地域环境、土质差异所造成。陕西和贵州两地出产的正品白及中总多糖含量都较高，两地白及的多糖提取率分别为 12.09%、12.18%，二者含量接近，而水白及中总多糖的含量相对偏低，其多糖提取率仅有 7.88%（表 2-14）。这说明产地和品种差异对白及炮制品的外观形态有着显著的影响。

表 2-14　不同白及的成分含量比较

样品	提取物质量/g	提取率/%	提取物中多糖含量/%	生药中多糖含量/%
陕西白及	1.3192	12.56	79.01	12.09
贵州白及	1.7360	16.53	73.66	12.18
水白及	1.6061	15.59	61.50	7.88

张新秦等通过比较贵州省内不同地区出产的白及的浸出物、多糖、白及苷以及总酚含量，发现产地对成分的影响也非常显著（表 2-15）。说明不同产地的白及样品化合物含量差异较大，提示白及的产业布局应参考《全国道地药材生产基地建设规划（2018~2025 年）》，以"有序、有效、安全"为方针，加大适宜种植区域研究，鼓励在道地产区、主产区和适宜产区优选发展，限制盲目引种。

表 2-15　贵州省不同地区出产白及的化合物含量比较

采集地	纬度(N)	经度(E)	海拔/m	浸出物/%	多糖/%	militarine/%	总酚/%
安龙县钱相街道三道墙村	25°11′11.24″	105°30′5.66″	1328	40~50	10~20	4~8	0~0.1
大方县牛场乡中坝村	26°53′43.07″	105°35′17.03″	1928	40~50	10~20	4~8	0~0.1
大方县牛场乡立新村	26°51′2.51″	105°35′19.88″	1520	30~40	10~20	4~8	0.2~0.3
大方县慕俄格古城红星村	27°10′1.65″	105°35′50.65″	1200	30~40	10~20	0~4	0.1~0.2
独山县百泉镇尧梭村	25°43′58.04″	107°35′17.99″	907	30~40	20~30	0~4	0~0.1
丹寨县兴仁镇摆泥村	26°21′28.62″	107°49′14.28″	851	40~50	10~20	4~8	0.1~0.2
黄平县新州镇东坡村	26°56′31.05″	107°59′28.75″	841	40~50	10~20	8~12	0.2~0.3
黄平县谷陇镇城溪村	26°53′47.40″	108°7′3.11″	943	40~50	10~20	8~12	0~0.1
赫章县平山乡平山村	27°9′38.88″	104°53′2.42″	1633	30~40	10~20	4~8	0.2~0.3
开阳县永温镇大坝村	27°12′43.75″	106°53′41.97″	1175	30~40	10~20	0~4	0.1~0.2

续表

采集地	纬度(N)	经度(E)	海拔/m	浸出物/%	多糖/%	militarine/%	总酚/%
罗甸县沫阳镇麻怀村	25°36′19.59″	106°55′49″	900	30~40	10~20	4~8	0.1~0.2
雷山县郎德镇也改村	26°29′50.86″	108°2′4.38″	838	40~50	10~20	4~8	0.1~0.2
麻江县谷铜镇黄泥村	26°28′1.36″	107°28′29.75″	1038	40~60	10~20	4~8	0.1~0.2
普安县青山镇雪浦村	25°31′8.66″	104°55′40.97″	1558	30~40	10~20	4~8	0.2~0.3
普安县江西坡镇联盟村	25°46′53.60″	105°4′26.49″	1146	40~50	10~20	4~8	0~0.1
平塘县大塘镇洋方村	25°57′42.34″	107°0′8.54″	1301	35~45	10~20	4~8	0.2~0.3
六盘水关寨镇朗树根村	26°19′0.28″	105°16′28.57″	1489	30~40	20~30	4~8	0.1~0.2
六盘水大河镇大庆村	26°41′43.01″	104°49′39.01″	1690	30~40	0~10	4~8	0~0.1
施秉县城关镇白坡村	27°3′47″	108°8′21″	90	30~40	10~20	4~8	0.1~0.2
施秉县双井镇架桥村	26°54′59″	108°17′31″	986	40~45	10~20	8~12	0.2~0.3
施秉县杨柳塘镇翁塘村	26°58′3″	108°13′43″	790	30~40	10~20	0~4	0~0.1
施秉县杨柳塘镇长田村	26°56′10″	108°8′26″	830	40~60	10~20	0~4	0.1~0.2
施秉县城关镇新桥村	26°57′52″	108°1′33″	800	30~40	10~20	0~4	0~0.1
施秉县牛大场镇长坳村	27°8′4″	107°56′22″	920	35~45	10~20	4~8	0.1~0.2
水城县杨梅乡姬关营村	26°15′59.42″	104°47′0.35″	620	35~45	10~20	0~4	0~0.1
威宁县雪山镇雪山村	27°4′24.11″	104°7′32.70″	2210	20~40	10~20	0~4	0~0.1
思南县许家坝镇坑水村	27°53′50.37″	108°5′26.38″	655	20~40	10~20	0~4	0.1~0.2
正安县凤仪镇汪家田村	28°33′51.17″	107°26′1.64″	812	30~40	15~25	0~4	0.1~0.2
织金县龙场镇民族村	26°47′6.56″	106°644.96″	1350	30~40	20~30	4~8	0.1~0.2
镇远县舞阳镇东门村	27°7′29.96″	108°44′14.37″	480	40~60	10~20	4~8	0~0.1

(四) 不同栽培方式对白及质量的影响

传统通过采挖野生白及的方式来供应市场需求已显然不符合法律法规，也不能满足市场需求，人工种植是白及产业发展的大势所趋，然而人工栽培出来的白及经炮制后，品质能否达到药典标准，是人们一直关心的问题。周海婷等对来源于 8 个省的 10 批人工栽培和 10 批野生白及的炮制品的成分含量进行了研究（图 2-12）。通过比较野生白及和栽培白及的性状、薄层鉴别、水分、灰分、浸出物、多糖和白及苷含量、微量元素等几方面的内容，发现不同栽培方式下，其含量会有一定差异，其中野生白及的水分、灰分、白及苷含量均高于栽培白及，而浸出物、多糖含量值低于栽培白及，水分和灰分接近，但人工栽培的白及的指标性成分含量均符合药典要求，人工栽培品可以替代野生品。

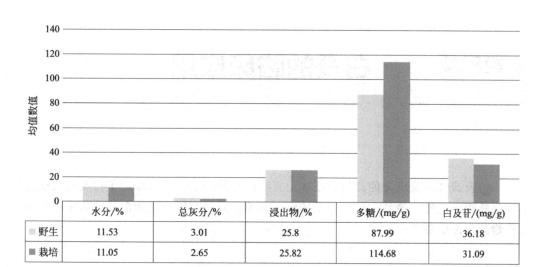

	水分/%	总灰分/%	浸出物/%	多糖/(mg/g)	白及苷/(mg/g)
野生	11.53	3.01	25.8	87.99	36.18
栽培	11.05	2.65	25.82	114.68	31.09

图 2-12　野生白及和栽培白及的化合物含量比较

第三章 ▶▶ 白及的临床应用

白及或含白及成分的药物在临床上有着广泛的用途。本章综述了白及在治疗皮肤与呼吸、消化、循环、神经等系统疾病方面的应用与治疗，为白及的临床用药和药物开发提供参考。

第一节 · 白及在神经科疾病治疗中的临床应用

白及的多种成分已被药理研究证实具有明确的神经保护作用，大量的临床实践总结也确证了白及对神经科收治的颅脑损伤、脑卒中、脑外伤、痿废不用、面神经麻痹等疾病有着良好疗效，这为白及在神经性疾病治疗中的药物开发提供了启示和临床依据。

一、治疗面神经麻痹

面神经炎俗称面神经麻痹（即面神经瘫痪），是一种常见的、多发的以面部表情肌群运动功能障碍为主要特征的疾病，患者表现为口眼㖞斜，往往连抬眉、闭眼、鼓嘴等基本动作都无法完成。根据损害发生部位，临床上可分为中枢性面神经炎和周围性面神经炎。中枢性面神经炎病变位于面神经核以上至大脑皮层之间的皮质延髓束，通常由脑血管病、颅内肿瘤、脑外伤、炎症等引起。周围性面神经炎病发生于面神经核和面神经。一般治疗原则为促进局部炎症、水肿及早消退，并促进神经功能的恢复。应用白及治疗面神经炎已获得临床实践验证。

王心好应用白及为主要成分的方剂成功治愈了 15 例面神经麻痹患者。其具体处方为白及 30g、大皂角 10g、甘草 6g，共研细末后，用醋 250mL 置火上煎去 1/4，将药面放入醋内用微火煎成黏膏，取出摊于布上外敷患处，每 3 日换药 1 次。换药时可用湿水洗擦面部。在敷药时，忌用冷水浸洗，洗净后再敷药。1 周后，患者面神经部出现痛觉，口角可以抽动，继续敷 1 周后，口眼㖞斜痊愈。

《一味中药祛顽疾》记载了张健臣应用白及治愈 85 例面神经麻痹患者的案例。其治疗方法是取生白及 15g，加水浸泡 30～60min，文火煎煮 30min，过滤后加水煎煮 20min，滤汁去渣，合并头二汁药液浓缩成糊糊状，再另加米醋和姜汁煮沸调匀，用时将加温的药液涂于温水擦洗后的患侧，每天 3～5 次。对于病程长者需同时内服白及粉，每次 30g 于饭后姜汤送服，每天 3 次，5 天为 1 个疗程，一般用药 1～3 个疗程。外涂面部时，应注意避免涂入眼睛。涂药后需注意避风、保暖，或加热敷，个别病例涂药后有痒感或有红点，停药后则自行消失，一般无需处理。治疗结果显示外涂药 1 个疗程治愈 38 例，两个疗程治愈 35 例，3 个疗程治愈 12 例，治愈率为 100%，白及性涩而收，并有活血作用，白及糊外涂既能使面部筋肉濡润温煦，又能使面神经消肿，且白及糊黏性极佳，涂之能使面部肌肉收缩而起牵正作用。根据临床应用观察得出，病程越短越佳。

蔡慧敏等应用含白及的复方中药贴敷结合针灸治疗周围性面瘫患者也取得了良好疗效。在该研究中，将收治的 80 例患者分为治疗组和对照组各 40 例，对照组给予泼尼松片，每次 5mg，1 天 3 次；肌内注射甲钴胺 500μg，每天 1 次；痘疫苗致炎兔皮提取物 7.2 单位加入生理盐水 250mL，静脉滴注，每天 1 次。治疗组在对照组治疗基础上加一味牵正散，其配方为白及、白附子、僵蚕、全蝎、川乌、草乌、威灵仙、半夏、陈皮等各 10g，诸药共研成细末，用鲜姜汁调成糊状，涂抹于直径约 1cm 的圆形塑料膜上，制成药膜，将药膜分别贴敷在患者阳白、太阳、四白、颊车、地仓、下关、翳风穴处，胶布固定，贴敷 12h 后取下，行穴位针灸。采用沿皮浅刺法，选用 0.35mm×25mm 毫针，针刺患者阳白、丝竹空、四白、地仓、迎香、颧髎、颊车、风池、合谷处，刺入深度不超过 0.5 寸，得气后施以捻转手法，平补平泻，留针 30min，每天 1 次，10 天为 1 个疗程，治疗 3 个疗程后判定疗效。对照组和治疗组分别运用肌电图动态监测其治疗效果。结果发现治疗第 15 天时，治疗组患者面神经肌电图显示面神经 3 支诱发电位波幅增加较对照组明显，远端潜伏期两组尚无明显差别。治疗第 30 天时，两组患者诱发电位波幅及远端潜伏期均较治疗前进一步改善，治疗组诱发电位波幅比率为 82%±2.57%，远端潜伏期 3.28ms±0.29ms；对照组诱发电位波幅比率为 57%±3.21%，远端潜伏期 3.69ms±0.15ms，治疗组较对照组治疗效果更佳。说明早期应用该中药贴敷与针灸治疗周围性面瘫是有效的。

二、治疗重型颅脑损伤引起的应激性溃疡

颅脑创伤后引起的应激反应表现为交感神经兴奋性增高，导致血液中儿茶酚胺水平增高，胃黏膜血管强烈收缩，胃黏膜血流灌注减少。颅脑创伤后糖皮质激素的分泌增加，导致胃蛋白酶和胃酸的高分泌，胃黏膜屏障因此而受到破坏，诱发应激性溃疡，主要临床表现为反复呃逆、烦躁、呕咖啡样呕吐物或柏油样便、腹胀及血压下降，病情发展后还可累及食管末端、胃及十二指肠的近端，溃疡通常较深且具穿透性。

何国龙研究了中西医结合疗法对重型颅脑损伤合并应激性溃疡的治疗效果。随机将 90 例患者分为中西医结合治疗组 40 例、西医治疗组 50 例，进行疗效对

比分析，其中中西结合组停用所有对胃黏膜有刺激性的药物及食物，插入胃管作为负压引流以减少刺激，取白及 50g，用 400mL 水煎成 200mL 制成药液，在胃管中注入药液，每次注 100mL，每日 2 次，对患者中出血量大或服用中药后出血未止者给予洛赛克 400mg 静滴，每日 1～2 次，直至大便潜血试验阴性、胃液清亮呈淡黄色、大便变黄等 3 项中符合 1 项为出血停止。结果发现，中西医治疗组中，40 例经治疗止血成功，其中 32 例小、中等量出血者仅服用中药后于 24h内即止血成功，平均出血控制时间为 36h。西医治疗的 50 例患者平均出血控制时间为 72h，其中有 4 例出现第二次出血现象，这说明白及能够有效治疗颅脑外伤后并发应激性溃疡。其作用机制可能是由于白及富含的多糖成分是一种高分子黏性化合物，白及多糖由葡萄糖与甘露糖以 1∶4.6 的相对比例聚合而成，可黏附于体内黏膜，组织相容性好，在胃黏膜表面可形成一层保护膜，起到保护和修复溃疡面的作用。

三、治疗重型颅脑损伤并发消化道出血

重型颅脑损伤后应激性溃疡导致胃肠道出血是重型颅脑损伤的严重并发症之一，一般认为，其严重性位于肺部感染之后而位居第二，文献报道其发生率为 16%～47%，一旦发生，其病死率高达 50%～60%，是重型颅脑损伤病例中后期死亡的主要原因之一。白及对于重型颅脑损伤后应激性溃疡引致胃肠道出血的疗效显著。

詹锡康等报道了应用白及糊治疗重型颅脑损伤并发上消化道出血患者的案例。该研究采用对照治疗的方法将 84 例重型颅脑损伤患者分为对照组和治疗组，对照组采用常规补液、止血、输血治疗，并应用制酸剂（奥美拉唑 40mg/d）等对症与支持治疗，治疗组除采用上述治疗，还给予放置硅胶胃管，并将白及研成粉末每次 20g，调开水成糨糊状鼻饲，每天用药 3～4 次。结果对照组组止血 18 例，止血率为 37.5%。治疗组止血 20 例，死亡 10 例，止血率为 71.4%。治疗组治疗效果明显优于对照组。白及在其中的作用机理可能仍然是借助了白及的黏着力和吸附力能在胃黏膜壁上形成一定厚度且较为牢固的膜，有效缓解了胃酸、胃蛋白酶对胃黏膜的化学腐蚀，又可镇静中枢、抑制胃酸、改善血液循环，从而增强胃黏膜的屏障作用，很好地治疗颅脑损伤合并消化道出血。

四、治疗脑卒中继发上消化道出血

脑出血时发生应激性上消化道出血是由于视丘下部受损，自主神经功能紊乱，交感神经高度兴奋，血中的儿茶酚胺急剧升高，导致胃黏膜血管高度痉挛缺血、坏死出血现象，临床上呕吐液潜血阳性或黑便与胃液潜血阳性，二者必居其一，白及对于脑出血时发生应激性上消化道出血的治疗已获得临床验证。

姚淑芳等将白及、大黄、三七各6g制粉后嘱关联病症的患者每日2次用开水稀释口服或从胃管内注入，很快即能观察到疗效。观察发现，多数患者在用药24h即停止呕血或便血，在其胃管内检不出血液，也无咖啡色胃内容物呕出，大便潜血实验呈阴性，血色素和血压稳定不再下降，出血停止后减量用药1～3天出血停止，继续用药3～5天即可停药。白及在该药方的止血机理在于能够显著缩短凝血时间和凝血酶原时间，并能加速红细胞沉降率，加速血栓形成而达到止血的目的。临床检测也发现少量患者在用该药72h后仍有继续呕血或便血现象，可在其胃管内抽出新鲜血液，血色素和血压不稳定或继续下降，对于此类病例则需改用其他治疗方法控制出血。

五、治疗脑外伤后并发重症胃肠道出血

并发应激性溃疡、胃肠道大出血是脑外伤后常见的并发症之一，往往出现严重的失血体征，24h内出血量即可超过1000mL，采用各种止血剂经胃肠道内注入凝血酶或生理盐水加正肾溶液均难以见效，转而采用大剂量白及粉灌入而止血，获得了满意疗效。

陈利民等运用大剂量白及粉对脑外伤并发重症胃肠道出血实现了成功的抢救和治疗。选取8名年龄32～69岁的脑外伤后并发重症胃肠道出血患者，其中内血肿手术后6例、原发性脑干伤2例，这8例中神志清醒1例，不同程度昏迷7例。入院或急诊开颅术后4～8天发生出血5例，9～14天出血3例；24h内出血量达1000mL者4例，1000～2000mL者2例，大于2000mL者2例。在不断予以纠正血容量、静脉点滴各类止血剂及胃管内注入凝血酶或正肾稀释液均无效果时，才给予大剂量白及粉止血，一般用量均在100～200g。在患者清醒能进食时，将白及粉5～6g用冷开水50mL左右调和后口服。昏迷不能进食的患者需先置一根18号粗胃管，用30～50mL灌肠注射器，每1～2h 1次重复注入温开水搅匀的流体状白及糊，直至病情稳定，不再有柏油样便排出为止。结果显示，除1例在伤后第11天并发胃肠道大出血导致肝肾功能极度衰竭，因休克难以纠正而死亡外，其余7例均抢救成功。说明白及在治疗脑外伤后并发重症胃肠道出血的有效性和白及在临床上大剂量使用的可行性。

六、治疗痿废不用之疾病

临床所见肢体痿废不用多见于中医之"痿症"及"中风后遗症"，白及对于肢体痿废的治疗已屡见临床案例报道。庄鸿贤对两名痿废不用患者进行治疗，取得良好疗效。段某某，男，31岁，1992年4月7日因行走失灵而就诊。患者既往体健，1周前因打球后汗出淋浴，始有头痛风感，服感冒药好转，1日后四肢无力酸痛逐渐加重，继而活动失灵不能行走，曾用西药治疗不见好转。患者神清，上肢可活动

但握拳无力，下肢痿软无力，行走困难，肌张力降低，腱反射消，脉弦大，舌嫩红少苔。开具药方含白及 30g、桑枝 20g、威灵仙 15g、牛膝 15g、当归 10g、防风 5g、甘草 5g，服 4 剂后复诊，患者述服药后症状略有好转，上肢活动较前有力，手握拳较有力，下肢仍痿软，但扶持可站立，予前方以去防风，加木瓜 15g，继服 7 剂后患者上肢已恢复正常，下肢已能人扶行走，但乏力。以后守方不变，服药至 2 周后，诸证悉除而痊愈。王某某，男，56 岁，因晨起口眼部㖞斜，右侧偏瘫而就诊。曾因"脑梗死"经用西药治疗 2 周口眼㖞斜好转。右上肢已可活动，但右侧下肢依然痿废不用，查患者眼斜不明显，右上肢可活动但无力，右下肢可屈伸，但不能站立，脉弦细且略紧，舌质暗、苔薄黄。开具药方含生黄芪 30g、地龙 15g、天麻 10g、牛膝 10g、当归 10g、红花 10g、全蝎 10g、川芎 10g，服 7 剂后病情无明显变化，遂于前方中大剂量加入白及 30g，再服 7 剂后，症状好转，在人搀扶下可下地行走。之后处方虽有一二味出入，但基本方无大变化且方中白及 30g 不变，再经 1 个月左右治疗后，患者基本痊愈，行动自如。两个案例说明白及还可用于治疗风瘫死肌、痿废不用的疾病，其疗效的药理机制，尚需更多相同治疗方案下的案例分析来阐释。

七、治疗基底节区、丘脑出血

基底节区、丘脑出血患者可发生代谢紊乱及应激性溃疡及不同程度的意识障碍，严重影响其预后。临床上常使用抑酸剂对基底节区、丘脑出血患者进行治疗，但治疗效果不佳。目前三七白及散已被广泛应用于该病的治疗中，可以改善基底节区、丘脑出血患者急性期的胃黏膜灌注，有效降低应激性溃疡的发生率。

陈向荣等在实践中应用三七白及散对该类疾病的治疗进行了临床实验。该研究选取了 60 例单纯性基底节区、丘脑出血患者，分为甲、乙两组，对两组患者均静脉滴注用艾司奥拉唑钠，每次 40mg，每天 2 次，在此基础上，对甲组患者加用 3g 的三七白及散粉剂溶入 30mL 的生理盐水中进行鼻饲治疗。每天 2 次，连续治疗 4 周。结果显示，甲组患者治疗效果较乙组更好。使用三七白及散治疗基底节区、丘脑出血，可改善患者创伤附近组织的微循环，促进其伤口的愈合。该研究的结果证实，通过鼻饲三七白及散治疗基底节区、丘脑出血的临床效果较好，可有效地改善患者的各项临床指标，也验证了白及收敛止血、消肿生肌的药用功效。

第二节 · 白及在皮肤疾病治疗中的临床应用

白及的多种成分已被药理研究证实具有明确的皮肤保护作用，大量的临床实践总结也确证了白及对皮肤科收治的血燥证、黄褐斑、痤疮、炎性外痔、褥疮等疾病有着良好疗效，这为白及在皮肤性疾病治疗中的药物开发提供了启示和临床依据。

一、外伤

(一) 治疗手足皲裂

手足皲裂性湿疹，又常被称为角化性湿疹，是一种慢性过敏性皮肤疾病。现代医学认为手足皲裂性湿疹主要因长期受到外界刺激，致局部皮肤出现阵发性瘙痒、红斑、丘疹、脱屑、肥厚、皲裂，中药治疗手足皲裂已获得了大量临床验证。

何秀丽应用复方白及乳膏治疗手足皲裂在临床对照实验中获得良好效果，随机选取门诊患者 53 例分为对照组和治疗组，其中 21 例为对照组，32 例为治疗组，对照组采用复方尿素软膏，治疗组采用白及溶胶、尿囊素、荷荷巴油、乳化硅油、纯化水制成的复方白及软膏。两组均早、晚以温水浸泡皲裂部位 15min 后涂抹药膏，皲裂严重部位涂药后以弹性胶布缠敷，手部戴轻薄软质手套防护，足部以棉袜隔离防护，20 天为 1 疗程，通过角质软化（含水量变化）、出血消失、疼痛减轻、皲裂痊愈等 4 项指标观察治疗效果。1 个疗程内的治疗组、对照组Ⅰ、Ⅱ分型龟裂疗效相同均为 100%，而Ⅲ型治疗组 32 例治愈 28 例，治愈率为 87.5%，对照组 21 例治愈 17 例，治愈率为 81.0%。该临床实验证明复方白及乳膏对治疗手足皲裂的效果显著，具有较好的临床应用价值。其作用机制可能为白及中分离的溶胶成分，主要含有多糖、萜类、菲类、联苯、甾体等物质，对金黄色葡萄球菌、绿脓杆菌及链球菌有着较强的抑制作用，可在皲裂部位形成一层保护膜，减少皲裂部位水分的丢失，预防皲裂部位的感染；组方中的乳化硅油、荷荷巴油是良好的皮肤滋润剂，能有效地保持生理湿润的环境，增加皮肤弹性，有利于皲裂部位肉芽组织生长；尿囊素能使细胞增殖以促使表皮层形成，达到修复皮肤、诱导新生皮肤嫩滑细腻的作用。

(二) 用于外伤止血

各种原因所致的外伤出血由于起病突然，易给患者带来不同程度的身体损伤和心理压力。白及味苦甘，性微寒，质黏而涩，历代药籍中均将白及作为收敛止血、凉血解毒、散结消肿、生肌敛疮的良药，现代药理研究也证实了其止血功效，深入解析了其药效发挥的药理机制，并基于典籍和药理分析研制了白及止血粉、白及止血抗痨散、白及止血海绵、外伤灵喷雾制剂等系列产品。

仲伟魏根据验方制备的一款添加白及的外伤灵喷雾制剂，具有抗菌消炎、促进伤口愈合、止血止痛、消肿等功能，是治疗外伤出血、肿痛、烧伤、难治性溃疡及手术后应用的良好制剂。在临床上选取 98 例创伤出血、肿痛、烧伤患者，使用该喷雾制剂，其配方主要为白及、断血流、聚维酮各 15g，三七、紫草、马勃、大黄、羧化壳聚糖各 10g，血竭 5g。用生理盐水消毒创面后，喷涂喷雾制剂，药物自然成膜。暴露创面，每天 2 次，对于烧伤、慢性溃疡患者 2 周为 1 疗程。治疗结果显示局部外用后痊愈率为 91％，好转率为 9％。其具有喷涂方便、自然成膜、渗透性强、易于吸收、加快愈合等特点，不仅达到了酊剂、散剂、膏药剂等传统外用剂型难以达到的效果，还满足了外用药物的接触全面、高效、操作简便等要求，临床疗效极显著。经医疗实践验证，该外伤灵喷雾剂尚未发现毒性及不良反应，具有较好的安全性和稳定性，使用方便，容易清洗，且药价低廉，易为广大患者所接受。本处方体现了"外病外治"的用药特色，能迅速止血，消除瘀血肿胀，消炎止痛。

　　总结前人关于白及发挥止血活性的物质基础研究，发现多糖和非多糖成分均可发挥作用，二者的药理机制具有一定共性，即均能够增强血小板第三因子活性，促进血小板的聚集及血栓的形成，加快一期止血速度，促进凝血酶的生成，显著缩短凝血时间及凝血酶原形成时间，加快二期止血进程，抑制纤维蛋白溶酶活性，从而在一定程度上调节纤溶系统的稳定，实现对局部出血的止血作用。

（三）治疗褥疮

　　褥疮的发病原因是局部皮肤长期受压，导致组织持续缺血、缺氧、营养不良，进而出现溃烂坏死。2009 年，美国国家褥疮委员会将褥疮分为深部组织损伤期、淤血红润期（I期）、炎性浸润期（II期）、浅表溃疡期（III期）和坏死溃疡期（IV期）及不可分期，并将III期及以上分期定义为深度褥疮。

　　白及对于褥疮的疗效已获得多个临床报道。王俊杰通过特定电磁波谱（TDP）联合白及等中药治疗褥疮，取得了良好疗效。将 162 例高危 I 期压疮患者分为对照组和试验组，其中对照组 80 例，试验组 82 例，对照组采用局部无菌生理盐水冲洗创面、聚维酮碘消毒，然后采用 3M 透明敷贴创面，用无菌纱布和无菌敷料对创面进行包扎，每天换药 2 次。实验组采用菌生理盐水局部冲洗，随后联用 TDP 照射，照射距离通常为 10～20cm，照射时间 30min，皮肤表面温度控制在 38～46℃，以免照射过程中烫伤，经常询问患者的感觉并观察局部情况，随时进行调节。照射结束后，将压疮表面均匀涂抹当归、白及外用药，厚度约 1～2mm，涂敷范围超过压疮创面边缘 2cm，外敷无菌纱布，胶布固定，每天换药，照射 2 次。结果显示，对照组的有效率为 63％，试验组的有效率为 100％。其作用机制可能为白及具有收敛止血、消肿生肌、抗菌的作用；白及含有的多糖和黏液附着性强，对皮肤刺激性小，不阻碍皮肤表面分泌物的分泌和水分蒸发，对皮肤的正常功能影响较小，药物释放后透皮吸收快。应用当归、白及中药外敷压疮，能够诱导血管舒张，又可增强局部皮肤组织的抵抗力，并可增加细胞的内聚力，加速表皮细胞的更新，改善受压局部氧供。

（四）治疗炎性外痔

　　炎性外痔一般起病急、疼痛剧烈，严重影响生活，多是因肛门感染或肛裂引起的，肛门皱襞炎性水肿、发红、发热、疼痛、肿胀是肛肠科较为常见的疾病之一。

炎性外痔为局部病变，局部用药可直接作用于患处，靶向明确且效果更迅速。

某患者痔核嵌顿，用药治疗 3 天，无效，痔核外翻呈环状直径约 6～7 cm，黏膜水肿轻度糜烂，少量黏膜坏死出血，后采用常规朴硝洗剂外洗后，外敷白及，3 天后痔核萎缩还纳，配口服清热解毒中药疗程更短。白及具有良好的局部止血作用，其原理是促进血细胞凝集，可缩短凝血时间，形成人工血栓，而达到止血的目的，但不阻塞较大血管内血液的流通，因此有较好的治疗效果。

（五）用于植皮后的创面修复

取白及粉 60%、当归炭粉 38%、冰片粉 2% 三药混合装瓶，高压消毒后加用生理盐水调成药物浓度为 10% 的糊剂，涂在纱布上，去皮后迅速将含白及的纱布覆盖于皮区创面上，再以湿热生理盐水纱垫覆盖，稍加压力 5min。如为头皮创面，则待手术结束后再揭去盐水纱垫，其他部位创面则用多层纱布绷带加压包扎。使用白及纱布覆盖创面，其渗出停止最快为敷贴后 3min，最迟 20min。白及在促进创面修复中起到了较强的吸附、收敛、止血的作用，配以当归炭养血活血、祛瘀生新。该糊剂因含有多量粉末成分，故可吸收分泌物，且大量粉末在基质中形成孔隙，不妨碍皮肤的正常排泄。白及纱布多用于皮区创面的表层，在渗出液较多的创面上使用较好，且洁净极易洗去。

（六）治疗慢性疮疡

慢性疮疡包括中医所称的"臁疮""褥疮""顽疮"等疾患，是临床难治性疾病之一，而白及单方即可对治疗疮疡有良好疗效。一男性患者小腿下 1/3 至踝关节内侧疮水淋漓，外用药屡见无效，后改用白及粉外敷治疗，每天 1 次或隔日 1 次，自行换药即可。换药时将残留的白及清洗干净再撒白及，宜薄不宜厚，1 个月后疮面明显缩小，渗出亦减少，半年后，创面缩小至 1 分硬币大小。对于糖尿病坏疽患者，在严格控制血糖的前提下，经充分引流后，再用白及，可得到很好的效果。

（七）治疗创伤性溃疡

创伤性溃疡是指在有明确外伤史的基础上发生的溃疡，部位不确定，临床表现依损伤性质不同而异。某患者被自行车擦伤后，右足跟部皮肤溃烂流脓，久不愈合。对其伤口常规消毒并清除溃烂物后，涂白及膏，绷带包扎。每 2 天换药 1 次，每次配红外线局部照射 20min，伤口快速愈合。由此可见，白及对治疗创伤性溃疡疗效明显。

（八）治疗烧烫伤

白及胶浆对细菌有抑制作用，且可在局部形成一层保护膜，能控制及防治感

染，并可缩短血凝时间而减少出血，从而有利于创面的愈合。取新鲜白及去皮，按
1：10加入蒸馏水，浸12h后加热至沸，过滤，灌封，高压灭菌即制成白及胶浆。
用白及胶浆涂抹于清理干净的创面上，每天1次，数天后即可痊愈。

二、治疗痤疮

痤疮是临床中常见的皮肤疾病，主要是因毛囊皮脂腺出现炎症反应后引起的多
种症状，主要表现为脓疱、粉刺等临床特征，多发于15～30岁的青年，丘疹、粉
刺是常见的临床表现，皮损好发于面部、胸部、肩胛部等皮脂易溢出部分，男性发
病率高于女性。

刘芸采用白及治疗痤疮获得良好的效果。随机选取32例痤疮患者进行白及药
物治疗，配方为白及、大黄、黄芩、黄连、硫黄等各40g共研成细末，过120目
筛，加入开水调成糊状，制成面膜，每天敷面1次，每次30分钟，1周为1个疗
程，有效率为90.6%。王辉等采用自制的含白及面膜粉治疗43例痤疮，其面膜粉
组方为：绿豆30g、野菊花15g、黄连15g、薄荷15g、黄柏15g、川芎10g、白芷
10g、白附子10g、芦荟10g、毛冬青10g、白术10g、丹参5g、当归5g、菖蒲5g
和白及2g，总有效率达86.05%。

李定文用含白及成分的痤疮面膜治疗寻常型痤疮40例，疗效明显。其处方组
成为：石膏100g、大黄50g、丹参50g、白花蛇舌草40g、黄芩30g、白及20g、薄
荷醇5g、冰片1g。将以上药物筛选、混合、干燥后再粉碎，过120目筛，[60]钴照
射消毒后分装成30g/袋，使用时用40℃的温水调成糊状，均匀涂敷患处30min，
每两天1次，两周为一疗程，连续治疗两个疗程后，总有效率为92.5%，说明痤
疮面膜治疗寻常型痤疮疗效显著。

三、治疗黄褐斑

黄褐斑，中医称本病为"面尘"，俗称妊娠斑，是一种发生在面部的常见难治
性、色素沉着性皮肤病，是临床治疗比较困难的皮肤病之一。近年来的临床治疗通
常是口服维生素C、维生素E，或外用氢醌霜、曲酸霜，这些方法存在治疗周期
长、色素消退慢以及氢醌霜、曲酸霜使用后皮肤出现不同程度的灼热、刺痛感、涂
药处皮肤潮红等副作用。根据中医理论，斑是由七情内伤、肝失条达、肝气郁结、
郁久化热，致气血不能荣于面，火燥、浊瘀阻于面而成。

杨梅等证实活血化瘀、祛瘀散结类中药外用面膜结合内服中药辨证治疗黄褐斑
的临床疗效。将91例符合条件的皮肤科患者随机分成治疗组和对照组。其中治疗
组55例，将白及、白芷、当归、白茯苓各30g，同红花6g配制成外用中药面膜，
每周敷2次。使用方法：上述药材研为细末，每次取10g于容器中，加入15g美白
溶斑型软膜粉，加入适当蒸馏水调成糊状，洁面后敷于面部，30min后洗净，同时

根据辨证分型：肝郁血瘀型、脾虚湿盛型及肾阴虚型配合口服中药对照组36例，外用1‰曲酸霜每日2次，两组治疗过程中均日服3次维生素C片0.4g/d，并嘱防晒。3个月后疗效观察显示治疗组总有效率明显高于对照组，故该方法有较好治疗黄褐斑效果。该组方中白芷、白及、红花、当归可活血化瘀、祛瘀散结，白茯苓清热利湿，软膜粉有祛斑淡化色素作用，通过"倒膜"使药性直达病所，面部气血流通，起到活血化瘀、清热祛斑的功效。

陈芳等给予黄褐斑患者每日早、晚洗脸后，取白及多糖乳膏适量在患处均匀涂抹，轻度按压约2min，同时口服维生素E胶丸，每次0.1g，每日3次，以一个月为一个疗程，连续治疗3个月后，患者基本治愈，且未出现任何不良反应，其中白及多糖乳膏中的主药为白及溶胶，是从白及饮片中提取白及多糖经脱色浓缩而得。白及"洗面黑、祛斑"的功效，可能药理作用机制是白及多糖有抑菌、止血、抗溃疡、抗肿瘤、促进伤口愈合等药理作用，还有良好的抗氧化作用，能有效清除皮肤氧自由基，对酪氨酸酶的活性也有较强的抑制作用，可通过减少黑色素细胞的增殖，从而达到治疗黄褐斑的目的。因此可知，白及治疗黄褐斑比其他方法治疗安全，不良反应轻，缩短了疗程，对于黄褐斑的治疗有很好的疗效。

四、美白

白及自古是美容良药，被誉为"美白仙子"。白及多糖胶具有收敛、延缓皮肤衰老、保湿和助乳化等功效，是一种理想的天然日化添加剂和功能性成分。临床应用研究表明，白及可促进血液循环、改善皮肤营养状况、防止皱纹产生。很多以白及为原料的化妆品及日用品已经走入市场，说明白及安全性和普适性好，在皮肤美白等日化用品开发方面有非常广的应用潜力。

第三节 · 白及在口腔科疾病治疗中的临床应用

口腔溃疡、口腔炎是口腔科常见疾病，疾病主要累及口腔黏膜，白及有止血、收敛生肌的药效，在口腔炎、牙周病、口腔溃疡等口腔疾病中可起到良好的治疗作用。

一、白及护膜膏治疗放射性口腔炎

放射性口腔炎是放射线电离辐射所引起的急慢性口腔黏膜损伤。临床常见于头颈部肿瘤接受放射治疗的患者，是肿瘤放射治疗常见的严重并发症之一。根据中医理论，认为热邪耗伤气阴是放射性口腔炎的基本病理机制。放射治疗诱发性口腔黏膜炎，又称放射性口腔黏膜炎。放射性口腔炎常用的消炎合剂，临床观察效果差，副作用较大，长期应用激素易并发真菌感染。含白及成分的中成药在治疗放射性口腔炎可实现良好疗效，并已获得临床证据。

王洪真等采用临床对照研究发现白及护膜膏在治疗放射性口腔炎有较好的作用。将 120 例头颈部肿瘤患者平均随机分成治疗组和对照组进行疗效比较，两组治疗均从放疗第 1 天开始至放疗结束。其中，治疗组给予中药颗粒剂组成的白及护膜膏，报道的配方为：白及 2 包、麦冬 2 包、金银花 1 包、生地榆 1 包、板蓝根 1 包、薄荷 1 包、桔梗 1 包、丹皮 1 包、黄芪 1 包、连翘 1 包、玄参 1 包、五味子 1 包、生地黄 1 包、生甘草 1 包，用 140mL 开水冲化，搅匀成稀糊状，加入蜂蜜 10mL，小口频服，1 日 2 剂。对照组选用消炎合剂，其组成包含 0.9% 生理盐水 500mL、庆大霉素 24 万单位、地塞米松 5mg、利多卡因 200mg，每次 10mL，每天含漱 3~6 次。每周查血常规，记录进食情况、口腔黏膜变化，分析吞咽疼痛与放疗剂量的关系，比较两组发生口腔炎的程度，每 2 周查肝功肾功。放疗结束后随访 6 个月，分析两组急性放射性口腔炎治疗情况，发现治疗组中完全缓解与部分缓解共 56 例，占 93.3%，而对照组中完全缓解与部分缓解的共 41 例，占 68.3%。二者对比有效率，结果差异有显著性，表明白及护膜膏具有较强的保护放射黏膜损伤的作用，可减轻放射性损伤程度并提高放疗的治疗效果，且更经济实惠，值得临床推广。

二、白及改良型牙周塞治剂的临床应用

牙周塞治剂是用于牙周手术后的一种特殊敷料，主要有以下四个方面的作用：①保护作用创面免受食物摩擦，防止食物滞留而引起细菌侵入，保护伤口并预防口腔感染；②塞治剂固化后可压迫龈瓣起止血作用；③隔绝外来刺激，避免疼痛，具有安抚镇痛的效果；④塞治剂贴附于颊舌面，可起到暂时性夹板的作用，稳固牙齿。临床研究发现，在口腔小手术及牙周手术中，应用白及改良型牙周塞治剂后的疗效显著。

安小斌等将 100 例病例随机分为治疗组及对照组，两组各 50 例，两组患者在性别、年龄、病程等方面比较无明显差异。对这 100 位患者均进行术区局部充分止血、干燥，将调好的常规牙周塞治剂贴压在创面成形，并修整多余牙周塞治剂，如有脱落可重新塞治，1 周后将其拆除。其中，对照组采用含丁香油的常规牙周塞治剂，其配方为氧化锌、松香粉、鞣酸、洗必泰，用丁香油均匀调和后，治疗 1 周。治疗组的牙周塞治剂贴采用由白及粉、松香粉、碘仿加适量消毒棉花纤维与热蒸馏水调制而成的白及改良型牙周塞制剂，均匀调和后治疗 1 周，对比观察这两种方法施用 1 周后的创面愈合情况，具体分为三级：①痊愈，创面愈合良好，上皮完整，牙龈无红肿；②有效，创面愈合尚可，上皮基本完整，牙龈略红肿，伴有少量渗出；③无效，创面愈合不良，上皮明显溃疡，有脓性渗出物。统计分析两组治疗后

创面愈合情况，发现1周后治疗组创面痊愈率为88%，对照组为72%；治疗组止血率为44%，对照组为32%；治疗组止痛有效率为80%，对照组为60%；治疗组在第3天的脱落率为4%、对照组为24%，第8天治疗组为8%、对照组为28%。综合数据分析，治疗组在各项评价指标均显示显著高于对照组，说明白及改良型牙周塞治剂与传统丁香油酚类塞治剂相比，在促进创面愈合、止血、止痛和固位方面起到更优的效果。这是因为白及可缩短凝血时间及凝血酶原时间，抑制纤溶作用，并可使血细胞聚集，形成人工血栓，故具有良好的局部止血作用，且白及改良型牙周塞治剂药物原料易获取、价格低廉、操作简便，更容易被患者接受，临床推广应用前景良好。

三、治疗化疗性口腔炎

化疗性口腔炎是由于大剂量化疗产生的毒副作用，主要表现为口颊、舌边、上腭、齿龈等处发生溃疡，溃疡周围红肿疼痛，溃疡面有糜烂、炎症。严重疼痛可影响患者的进食，抵抗力下降，继而诱发全身感染等。

何春桂等研究发现，天星木根合白及汤对各级白血病化疗性口腔炎均具有明显的防治效果。该研究采用对照法将患者分为两组，对照组142例，治疗组152例，两组年龄、病情及化疗方案比较无显著差异。对照组从化疗当天起于晨起、睡前、三餐前后用生理盐水10mL含漱1~2min，连续14天，治疗组的治疗方法是将天星木根合白及煎药取药汁250mL（用玻璃瓶装）置于冰箱5℃冷藏6~8h，备10mL刻度的小药杯，正确取用药物，从化疗当天起于晨起、睡前、三餐前后用凉开水漱口以清洁口腔，然后用5℃左右的10mL天星木根合白及汤含漱，让天星木根合白及汤与黏膜充分接触，特别是咽部，等5~6min后吐出，连续使用14天。结果显示，治疗组152例中发生口腔溃疡16例，发生率10.53%，而对照组142例中发生口腔溃疡34例，发生率23.94%，治疗组的口腔炎发生率低于对照组。对比口腔炎发生严重程度，发现治疗组口腔炎严重程度明显轻于对照组，说明天星木根合白及汤可有效防治化疗性口腔炎。中医认为白及性微寒，具补肺、化瘀、收敛止血、消肿生肌之功效，天星木根合白及汤具有清热解毒、生津止渴、止血生肌作用，故对治疗化疗性口腔炎提供了新的方案。

四、治疗口腔溃疡

口腔溃疡是口腔黏膜常见疾病，由多种病因引起，发病机制尚不完全明确，多采用外敷药以治疗口腔溃疡，但收敛慢，效果欠佳。应用白及治疗口腔溃疡则可获得满意疗效。

刘宝刚等对收治的30例口腔溃疡患者进行治疗，采用白及粉0.5g、云南白药0.5g、黄连素0.3g(压碎)、利多卡因2~4滴、蜂蜜1~2滴，充分混合后用棉签涂于口腔黏膜破溃处，每日早、中、晚饭后及睡前各 1 次，涂药后 0.5h 内禁饮食，3 天为 1 个疗程，顽固性口腔溃疡则行 3 个疗程以上，并在行该疗程的同时进行口服用药：维生素 B 20mg/次、维生素 C 200mg/次，每日 3 次，连服 3～7 天，顽固性口腔溃疡另加服云南白药 0.5g/次，每日 3 次，结果显示 18 例患者被治愈。白及中含有黏液质为白及甘露聚糖，具有抗菌消炎祛腐生肌作用，而且白及黏度较大，能黏附在溃疡面上较长时间发挥药效，故白及与其他药物联合，能促进创面的愈合，从而加速口腔溃疡的治愈。

第四节 · 白及在内科疾病治疗中的临床应用

一、呼吸内科疾病治疗

白及在治疗多种呼吸内科疾病方面发挥的作用已被广泛报道。

（一）治疗鼻部疾病

鼻部疾病包括外鼻、鼻前庭、鼻腔和鼻窦的疾病，可发生感染、出血、肿瘤、外伤、变态反应、异物等。鼻腔与外界环境相通，经常受到外界不良因素的影响，易被各种病原体感染而导致鼻疖、鼻前庭炎、鼻腔和鼻窦的炎症，应用白及治疗鼻部疾病的案例屡见不鲜。白及具有止血生肌、促进组织再生等作用，在治疗常见的鼻出血、鼻部感染等鼻部疾病具有良好的功效。

王瑞斌等收治了急慢性鼻窦炎患者 146 例，将其中 50 例肺气虚弱型急慢性鼻窦炎患者分为对照组和治疗组，每组各 25 例，对照组用温肺汤治疗，治疗组在对照组的基础上加入白及治疗。结果发现，温肺汤的治愈率从未加白及的 72% 提升到了添加白及的 92%，治愈期也从 11.2 天缩短到 6.8 天，且治疗组治疗过程中，患者鼻塞、流稠涕、头痛等主要症状改善或消失时间亦明显短于前者，表明白及对治疗肺气虚弱型急慢性鼻窦炎有着积极作用。另外，在治愈患者中选择 50 例进一步分作治疗组（30 例）和对照组（20 例），观察口服白及散（由白及、黄芪二味组成，各取等份，粉碎过 80 目筛，混匀即成）对鼻窦炎远期疗效的影响。对照组不用任何药物，治疗组口服白及散，每次 9g，每天 2 次，共服 1 个月后随访，统计 1 年内的复发情况。结果显示，治疗组复发率为 13.3%，对照组复发率为 45%，治疗组的复发例数与次数均显著低于对照组，说明白及散对预防复发、提高远期疗效具有重要意义。

康健等将白及做成药膏填敷鼻腔局部以治疗鼻衄，效果明显。先将白及末调成膏状，然后在其中加适量的黏膜表面麻醉剂丁卡因，再将其均匀涂在长 10cm、宽 1cm 的无菌纱布上。敷药时，先用鼻镜窥开，后用枪状镊将白及膏直接填敷于出血处，每 48h 更换 1 次，一般应用 3~5 次后，鼻衄便可治愈。应用该方法治疗了 48 例鼻衄患者，其中鼻外伤性出血 9 例，高血压性出血 6 例，肺经热盛型出血 12 例，胃热上逆型出血 21 例。结果发现敷用该白及膏后，止血最短时间为 48h，最长时间为 7 天，全部患者均获得了满意的治疗效果。

杨静波等通过分析致康胶囊中十四味中药的药理药效，初步验证了白及在治疗鼻部疾病中的重要作用。该胶囊中的主要成分为白及、大黄、黄连、三七、白芷、阿胶、煅龙骨、制没药、海螵蛸、茜草、龙血竭、甘草、珍珠、冰片，研究人员发现方内白及所含白及胶能促进创面肉芽组织生长和增加创面渗出多核白细胞、单核细胞和成纤维细胞，加速止血、修复和抗感染最终促进创面，研究证明致康胶囊联合微波治疗鼻出血，促进创面的修复减少痂皮脱落出血，缩短创面愈合时间，疗程短疗效好，值得在临床上进一步推广。

（二）治疗咯血

自《神农本草经》记载开始，白及即被作为治疗出血的良药，在临床中被广泛用来治疗呼吸系统的各类咯血疾病。

周凤林等应用白及等成分治疗各种疾病引起的 14 例咯血患者取得良好效果。将白及、百合各 10g 水煎，阿胶 10g 化开，三七 1.5g 冲服，每日 1~2 剂，上述病例均于服药 5 天内停止咯血，继续服药 1~3 个月以巩固疗效。半年后随访，有 12 例病人未复发。

吴佩珍等通过治疗 26 例难治性咯血患者也证实了白及粉治疗咯血的效果。每次用温开水冲服白及粉 3g 或与粥同服，每日 3 次。结果发现服用白及粉 3~5 天，咯血即逐渐停止，进一步统计发现有效 22 例（84.6%），另 4 例（15.4%）因症状无明显改善而进行手术切除，病理检查切除组织时发现 2 例为肺曲菌病、2 例为肺囊肿。对 15 例出院病例随访 1~5 年，发现除有 2 例仍发生少量咯血，其他人均康复。

黄建春使用白及治疗咯血获得良好疗效。将收治的咯血患者 84 例，分为治疗组 39 例、对照组 45 例，对照组在入院后给予抗结核，抗感染，及垂体后叶素 6~12 单位加入 5% 葡萄糖 250mL 中静滴，每分钟 0.2 单位，每 8h 重复 1 次，连用 7 天；治疗组在对照组治疗的基础上，用白及 20g，河蚌 4 只去壳将肉切成小块，加适量水煎汤服用，每日 2 次，每次约 150mL，连用 7 天。治疗结果显示，治疗组总有效率为 95.6%，止血时间明显缩短，与对照组比较有显著差异，无 1 例出现严重不良反应。咯血患者一般有烦躁不安，心神不定，白及与河蚌合用煎汤服用，既有止血又有镇心安神的功能，两药有协同作用。垂体后叶素量可引起各种不良反应，有时患者用后不良反应较重。白及河蚌汤疗效好，无明显不良反应，值得临床上推广。

（三）治疗咳嗽与气胸

1. 咳嗽

除治疗肺部咯血，白及也是良好的止咳药。黄新华治疗剧烈咳嗽 2 个月余的 6 岁患儿。诊为肺阴亏虚，采用药方（含地骨皮 10g、白芍 10g、白及 8g、麦冬 8g、天冬 8g、沙参 8g、石斛 8g、龙利叶 5g、枇杷叶 8g）研末后，分 2 次冲服，患者服后，咳嗽大减，继服 2 剂后治愈。

2. 闭合性气胸

潘建华对闭合性气胸患者进行了中药治疗证实了白及对气胸疾病的疗效。该研究中，对于肺压缩小于 40％者单用白及粉，每次 10～15g，每日冲服 3 次；对于肺压缩大于 40％而小于 60％者，以生黄芪 30g、升麻 15g、桔梗 10g，煎汤代茶冲服白及粉 15～20g，每日 3～4 次，或白及 30g 与上药同煎，每日 2～3 次；对于肺压缩大于 60％以上者，则配合胸穿抽气。结果发现，采用上述方法治疗气胸 28 例，治愈 21 例，好转 7 例，说明对于张力性气胸或慢性气胸，在抽气或引流的基础上配合口服白及粉，可明显缩短病程。

3. 老年人自发性气胸

老年自发性气胸在急性发作期多以痰热壅肺、瘀浊郁结、灼伤肺络为主要表现。西医认为老年自发性气胸的发生是由于老年人全身组织器官不断衰老，抵抗力减退，特别是有慢性肺部疾患、肺泡弹性降低，或在肺大泡基础上，由于炎症或咳嗽、喷嚏、大便等致肺泡内压升高、肺泡破裂而导致气胸。中医则认为该病属"喘证""肺胀"范畴，是由于痰瘀血郁结于胸腔，肺的宣降功能失调，肺气胀满不能敛降，肺叶破损所致，其本质为肺、脾、肾三脏虚损。

多项临床实验证实，应用白及补肺生肌的药理功效，可在治疗气胸时取得良好的效果。齐红艳应用白及成分的中成药成功治愈了 26 例罹患慢性阻塞性肺气肿病史4～20 年的男性患者。这些患者的年龄 60～70 岁，其中包括气胸为单侧者 24 例、双侧者 1 例，肺压缩最少为 30％、最多为 80％。全部病例经 X 线确诊后，根据患者全身情况及肺功能状态、气胸发生的速度、胸膜腔内积气量的大小，分别采用以下治疗方案：①一般治疗，即绝对卧床休息，对症支持治疗；②内服中药；③排气疗法，即行胸膜腔穿刺抽气或胸腔闭式引流术；④胸膜粘连术，即用 10％葡萄糖溶液 50mL 加 1000 单位凝血酶原行胸膜腔注射。26 例患者均采用一般疗法及内服中药，一般治疗要求患者绝对卧床休息，吸氧、抗炎、解痉、对症支持治疗，中药为急性期内服麻杏石甘汤加白及、葶苈子、川贝、桑叶、黄芩、芦根、法半夏、丹参、延胡索，缓解期则减为以参苓白术散加白及、川贝、百合、五味子，同时根据病情将其中 2 例行胸膜腔穿刺抽气、16 例作胸腔闭式引流术进行排气疗法、1 例加用胸膜粘连术（用 10％葡萄糖溶液 50mL 加 1000 单位凝血酶原行胸膜腔注射），6 例病重患者在肺压缩 45％以下后，采用一般疗法及内服中药进行治疗，结果 26 例患者全部治愈，疗程最短为 5 天，最长 1 个月，进一步追踪全部病例 2 年，仅 2 例复发。该研究佐证了白及补肺生肌、收敛止血功能，对治疗老年气胸时有重要的积极作用，可明显缩短治气胸的疗程。

（四）治疗结核病

结核病主要是由结核分枝杆菌引起的慢性传染病，易侵及多个脏器。肺结核属于常见的疾病，基础病理特征以渗出、干酪样坏死、增殖性组织反应等为主。常用药物治疗有时疗效欠佳。白及粉中加入不同比例的泛影葡胺及 0.9％氯化钠溶液配制成不同黏度的白及凝胶体，能在 X 线下显影。在治疗肺结核中发挥了很大作用，临床上应用白及胶来治疗肺结核已获得了广泛关注。

康庄等学者采用自制白及抗痨凝胶辅助化疗药物治疗空洞型肺结核及肺外结核，均取得了较好的效果。该研究选择 2003 至 2010 年符合选例标准的病例 210 例，将其分为白及组和常规治疗组。其中，白及组和常规治疗组的空洞型肺结核病例分别为 50 例和 60 例、胸壁结核病例分别为 10 例和 4 例、颈部淋巴结核术后不愈病例分别为 32 例和 30 例、肛旁脓肿病例分别为 18 例和 6 例，对两组制定的方案如下：作为对照的常规治疗组，初治方案为强化期使用链霉素＋异烟肼＋利福平＋乙胺丁醇两个月，继续期使用异烟肼＋利福平 10 个月，根据结核菌药敏实验，选择敏感药物。白及组在前述常规药物中，添加河北省沧州市传染病医院自行研制的白及抗痨凝胶，经气道行纤维支气管镜空洞介入治疗、肺外结核经窦道或脓肿内注射及破溃面涂抹治疗，每周 1 次，4 次为 1 个疗程。

结果显示治疗 2 个月后，白及组和常规治疗组的空洞型肺结核病例治愈率分别为 80.0％和 33.3％，胸壁结核病例治愈率分别为 80.0％和 50.0％，颈部淋巴结核术后治愈率分别为 100.0％和 66.7％，肛旁脓肿病例治愈率分别为 100.0％和 66.7％。治疗 6 个月后，白及组和常规治疗组的空洞型肺结核病例治愈率分别为 92.0％和 66.7％，胸壁结核病例、颈部淋巴结核术后不愈病例和肛旁脓肿病例均为完全吸收。两组的空洞型肺结核痰菌转阴情况显示，治疗 1 个月后，白及组和常规治疗组肺结核痰菌转阴百分比分别为 50％和 33.3％，治疗 2 个月后，白及组和常规治疗组肺结核痰菌转阴百分比分别为 80％和 53.3％。进一步观察药物治疗后的不良反应发现，纤维支气管镜介入治疗空洞型肺结核，患者出现恶心、呛咳、痛苦较大，因此不适宜年龄较大及心功能不全者，而肺外结核和淋巴结结核、胸壁结核局部注射或涂抹白及后，患者的痛苦相对较小，操作更简单、安全。

该研究将自行研制的中药白及抗痨凝胶经气道向肺结核空洞内注射，或是经窦道肺外淋巴结核内注射及病灶表面涂抹疗法，佐证了历代药典中有关白及具有收敛止血、消肿生肌的作用。发现白及抗痨凝胶具有缓释功能，可有效提高局部药物治疗浓度，对空洞或病灶内结核菌起到直接杀灭的作用，有利于空洞闭合及净化，加快病变部位愈合以及缩短疗程，从而实现治疗肺结核功能，并有效降低了全身血药浓度，减少全身毒副作用，提高患者生活质量。

呼吸内科疾病虽然种类繁多，但白及可做到一药多用，在治疗呼吸内科疾病方面具有很高的药用价值，值得研究和推广。

二、消化内科疾病治疗

消化内科疾病是我国慢性疾病中较为常见的一种内科疾病，其特点大多为病程周期长、发作反复性多，且发病患者的年龄阶段分布较广，长时间可造成身心上的双重伤害。《本草经疏》中讲述白及"本清肺胃，又能补伤"，其治疗食管、胃、肠疾病机理可用护膜、生肌、清热、止血以一言蔽之。

（一）治疗上消化道出血

上消化道出血是一种常见的内科急症，指屈氏韧带以上的消化道，包括食管、胃、十二指肠或胰胆等病变引起的出血，是临床常见急症。临床特征性表现为呕血与黑便。在临床治疗中强调止血治疗。《本草纲目》记载，古人已利用白及来治疗出血疾病，现代许多研究证明，白及对消化道出血具有良好的止血功效。

崔志杰等用含白及的中药复方补充治疗消化道出血患者 50 例，取得了良好的效果。该研究将患者随机分为治疗组和对照组各 25 例，对照组进行常规西医治疗，主要包括：①开放静脉通道，及时补液，保持水电解质、酸碱的平衡，并给予重症监护，记录生命体征；②使用止血药、抑酸药等对症药物；③对于需要补充血容量的患者，给其输血；④使用抗生素预防感染；⑤使用垂体后叶素、奥美拉唑等药物治疗。治疗组在常规西医疗法基础上加用中医疗法，将乌贼骨粉 5g、白及粉 3g、紫珠叶粉 2g、生大黄粉 1.5g，用凉开水冲泡后口服，每日 3 次。结果显示，治疗组的总有效率为 96%，对照组的总有效率为 84%，治疗组效果明显高于对照组，且在止血时间、肠鸣音消失时间、大便隐血转阴时间上均比对照组短，说明采用中西医结合疗法有助于促进上消化道出血患者的早日康复。

白及中含有的白及胶能促进红细胞聚集，形成人工血栓；白及甘露聚糖为大分子多聚糖，具有显著的局部止血作用，且无毒副反应。其止血机制为通过黏附性来牢固的黏附在出血创面上，从而促进血小板的聚集，促进血栓形成。对于上消化道出血患者而言，使用白及能使得白及甘露聚糖黏附在消化道黏膜表面，可减轻胃黏膜损伤因子对消化道黏膜的损伤，起到一定的保护作用，还能起到生肌收敛的功效，促进创面的恢复。诸药合用起到止血生肌、消肿止痛、化瘀消炎功效，快速止血，提高免疫力。

(二) 治疗冠心病合并上消化道出血

冠心病是成人最为常见的缺血性心脏疾病，目前临床上的常规治疗、溶栓及介入治疗术前、术后充分的抗血小板、抗凝治疗，均会不同程度促使有胃炎、上消化道溃疡等基础病的患者上消化道出血发生率增高，急性冠脉综合征诱发应激性溃疡也可出现上消化道出血，此类患者大多数症状持续时间长，治疗困难，还可加重心肌缺血，导致心绞痛、心肌梗死的发生，且病死率高，因此预防和治疗上消化道出血显得尤为重要。

关芳等在临床中应用含白及的乌贝将军止血汤联合奥美拉唑治疗 74 例冠心病合并上消化道出血患者，获得了显著疗效。在该临床治疗案例中，患者入院后均有胃脘部酸胀不适、大便为黑色或柏油样、大便潜血试验阳性等表现。随机将收治的病例分为两组，组间年龄、性别、病情、病程等差异无显著性，其中对照组 36 例，单用奥美拉唑 40mg 静脉推注，每日 2 次；治疗组 38 例在对照组基础上加用乌贝将军止血汤：乌贼骨 20g，白及、浙贝母各 15g，生大黄粉（冲服）10g，三七粉（冲服）5g，每日 1 剂，早、晚分服，疗程 7 天。两组治疗前后均不用其他制酸剂及止血药，每日监测血常规、大便潜血试验。对比两组的疗效发现，治疗组中显效 30 例、有效 7 例、无效 1 例，总有效率达 97.4%，而对照组中显效 12 例、有效 15 例、无效 9 例，总有效率为 75%，两组疗效差异显著。白及能收敛止血、消肿生肌，对多种溃疡动物模型有显著的抗溃疡作用，能增强黏膜防御因子的活性，并有剂量依赖性的促凝作用。

(三) 治疗消化性溃疡

消化性溃疡是消化内科常见疾病，其发病机制主要与胃酸和胃蛋白酶消化有关，临床上常表现为虚脱、晕厥等，多发展缓慢，但长期、反复的溃疡可导致黏膜破坏而出血，严重者可并发失血性休克而威胁生命。

甘草人参白及汤是治疗上消化道出血的良好方剂。此方以红参为君，固摄其气，以白及为臣，可收敛止血，常用于体内外诸出血证，且白及归入肺、胃经，用于肺、胃出血之证更宜。陈新君等选取本院消化性溃疡患者作为研究对象，将其随机分为两组，每组各 20 例。对照组予以口服阿莫西林 1.0g、呋喃唑酮 0.1g、雷贝拉唑 20mg、枸橼酸铋钾胶囊 0.6g，以上药物均 3 次/天。治疗组利用三七白及散（二者配比为 1∶2.4），给药剂量为每次 3g，每天 2 次，联合使用阿莫西林 1.0g、呋喃唑酮 0.1g、雷贝拉唑 20mg 和枸橼酸铋钾胶囊 0.6g，每日 3 次，持续治疗 1 个月后观察疗效[168]。结果显示，对照组显效 8 例，有效 7 例，有效率为 75%，治疗组显效 14 例，有效 5 例，无效 1 例，有效率为 95%。三七白及散中，白及主要以收为主，三七主要以散为主，将两种药物伍用，一收一散，行瘀止血、消肿生肌的效果确切，药效互相促进。有研究证实，将三七白及散联合四联疗法在消化性溃疡中应用后，协同作用较明显，可促进转归。

（四）治疗溃疡性结肠炎

溃疡性结肠炎是一种病因不明的慢性非特异性肠道炎症，又称慢性非特异性溃疡性结肠炎，是消化内科的常见疑难病，系原因不明的大肠黏膜的慢性炎症和溃疡性病变，临床以腹泻、黏液脓血便、腹痛为特征，中医属"泄泻""痢疾""便血"等范畴，应用中医药治疗溃疡性结肠炎，因具有明显的优势及鲜明的特色而逐渐获得人们的广泛认可。

研究发现白及多糖对该病具有显著的治疗效果，其机制可能是白及多糖抑制TNF-α和核转录因子 NF-KB 的表达，上调白介素 10 的水平，从而抑制相关免疫反应的发生和发展，并促进黏膜的自我修复，达到抑制结肠炎的效果。细胞实验的结果进一步表明，白及多糖可以抑制巨噬细胞的活性，进而抑制淋巴细胞活化，相关细胞因子的分泌也受到影响，最终可以抑制炎性反应的过程，缓解疾病的症状。

（五）治疗饮酒过量诱发的胃溃疡

胃溃疡是消化性溃疡的一种常见的类型，是指发生在胃内壁的溃疡，其中酒精性胃溃疡发病率最高。白及多糖对酒精性胃溃疡、一般性胃溃疡有治疗作用，如幽门螺杆菌致急性胃溃疡、乙酸所致的慢性溃疡和乙醇引起的胃黏膜损伤等，均可采用白及多糖防治，且治疗效果较好。

俞尚德应用白及配海螵蛸治疗饮酒过量诱发的胃溃疡取得了良好的效果。白及涩、苦，归胃、肝、肺经，有收敛止血、消肿生肌之功，海螵蛸咸、涩，归肝、胃经，能固敛、止血、制酸、收湿。这两味药中，海螵蛸呈碱性，能够有效中和胃酸，白及能收敛并且生肌，二者相须为用，常能药到病除。海螵蛸缺乏时，也可将白及打粉，调成糊状，单独服用也可起到一定的效果，其原因是白及多糖有效阻止自由基的生成，从而能够阻止胃黏膜被氧化，促进溃疡表面胃黏膜上皮细胞的增生，加强已经受损组织进行自我修复。

（六）治疗食管疾病

1. 治疗食道中下段癌术后复发、转移

近几年来，食道癌成为我国发病率较高的癌种，且愈后较差，淋巴转移是术后患者死亡的重要原因之一，食道中下段癌主要转移方向是食道的周围、纵隔及腹腔动脉旁淋巴结，手术切除原发病灶并清扫淋巴结后，如何有效防止肿瘤复发及淋巴结转移是一项很有价值的研究课题。

王强与许延发等发现使用含白及微粒的混悬液来辅助腹腔术时，可明显降低术后淋巴转移和复发率，即用碘油、右旋糖酐等作载体，将中药白及微粒与 5-氟尿

嘧啶、丝裂霉素、顺铂做成混悬液，注射入腹腔术野周围。结果发现，该手术方法可使周围淋巴结铂含量增高，创伤小，手术时间缩短 1/3，出血由过去的 400～800mL 减少到 100～200mL，绝大多数患者手术耐受性良好，恢复顺利，并发症发生率低，术后淋巴转移和复发率明显降低。其机理可能是由于白及微粒直径较小，可吸收入毛细淋巴管，堵塞毛细淋巴管，起到阻碍手术创面残留癌细胞沿淋巴道转移的机械作用。周军等应用白及混合微粒在食道中下段癌术中进行区域淋巴化疗，也取得了良好效果。白及微粒制作工艺简单，操作方便，价格低廉，易于推广，有广阔的应用前景。通过对白及的深加工，可以拓展白及的临床应用。

2. 治疗食管癌并穿孔

食管癌并穿孔是中晚期食管癌常见的严重并发症之一，目前国内外有效的治疗方法是采用食管内置支架修补治疗，但其费用昂贵，许多患者在经济上难以承受。利用白及治疗中晚期食管癌具有良好的功效，不仅为中晚期食管癌的治疗提供了新的方向，也减轻了患者的经济负担。

姚毅波对 126 例 1993 年 10 月至 1996 年 12 月期间中晚期食管癌患者采用放疗配合中药白及蜂蜜煎剂治疗，获得了满意的疗效，有效地预防穿孔的发生，并有利于小瘘口的闭合。白及蜂蜜煎剂呈浅褐色半透明或不透明胶状液体，嘱咐患者饭前服用，黏稠的药物还可直接涂布于癌创面，迅速成膜，收敛止血，并在其表面形成很好的保护层，防止食物对创面和人工血栓的再刺激；配合放疗，促使新生的正常组织迅速生长而修复创面，迅速缓解临床症状，使创面出血停止、吞咽疼痛缓解、穿孔征象消失，防止食管癌穿孔的发生。该煎剂在本例中的作用机制主要是发挥了白及可使血细胞凝集的功能，在局部形成人工血栓，达到了迅速止血的效果。

口服白及蜂蜜煎剂配合放疗，能有效防止食管癌及穿孔的发生，延长患者生存时间，提高生存质量，不失为食管癌治疗中一种积极有效的辅助治疗。该药疗效显著，久服无毒副作用，药源丰富，价格便宜，制作服用方便，适用于临床应用。

3. 治疗食管炎

食管炎即食道炎，泛指食管黏膜浅层或深层组织由于受到刺激或损伤，食管黏膜发生水肿和充血而引发的炎症。白及对食道炎有很好的治疗效果。

张丽萍在辨证的基础上，把白及浓煎至药汁成胶状液，待药稍凉后，嘱患者可采用左侧位、平卧、右侧位、俯卧等方式卧床半小时，若是晚间服药，服完后即睡，治疗食道炎收效甚佳。

万冬桂等单用白及粉 3～6g 冲服，或重用白及 20～30g 配伍金银花 15～30g、天花粉 15～30g、山豆根 6～9g，入汤剂治疗放射性食道炎，能促进局部炎性水肿或溃疡痊愈。

何卫利使用白及 15g、白芍 12g、甘草 12g、威灵仙 12g，随症加味，3 剂为

1疗程，每日1剂，水煎2次，两次药液混合后取汁300mL，治疗36例食道炎患者，嘱患者早、晚两次频服，徐徐咽下，使药液均匀分布于食道各段，延长在食道滞留时间，一般1～3个疗程即可使临床症状消失。

徐景藩在辨证基础上每剂用白及5～10g煎服，另用藕粉一匙加白及粉2～3g，用温水调匀，文火煮沸，边煮边搅至呈薄糊状，患者臀部垫高后卧位服药，白昼卧0.5～1h，或晚上睡时服药后即卧，治食道炎症效果良好。

三、血液科疾病治疗

血液病一直以来都是医学上难以克服的疾病，随着医学科技的不断进步，血液病在一步步攻克难关，白及具有良好的止血、收敛生肌之功效，在治疗特发性血小板减少性紫癜和鼻衄等疾病中取得了很好的效果。

（一）治疗特发性血小板减少性紫癜

特发性血小板减少性紫癜是临床常见的血液系统疾病，主要表现为出血及外周血小板减少，骨髓巨核细胞数正常或增多并伴有成熟障碍等。目前，临床治疗特发性血小板减少性紫癜有肾上腺皮质激素和免疫抑制剂、脾切除等常规方法。激素和免疫抑制剂的不良反应和毒副作用较大，停药后易复发，可导致骨髓抑制和诱发肿瘤。如今发现白及对特发性血小板减少性紫癜具有显著的疗效。

谭志新等运用白及成分的自制药物对收治的96例该病患者进行对比治疗，证实白及在治疗特发性血小板减少性紫癜方面可以发挥功效。该研究中，对照组和治疗组各48例，对照组给予泼尼松1mg/(kg·d)分2～3次日服，待症状好转后逐渐减量停药，同时配合抗感染等对症支持治疗。对于血小板计数低、皮肤出血较重，疑似或明确颅内出血患者，可用丙种球蛋白或给予输注血小板进行治疗。治疗组在对照组治疗的基础上给予含白及、仙鹤草、黄柏、补骨脂、大黄、三七、青黛的复合组方，每日1剂，水煎约200～400mL，分2次服。在治疗的同时，应定期检查血常规，以便随时掌握患者的临床指征变化情况，让患者适当进行运动，同时注意保暖。服药期间，禁食木耳、洋葱、大蒜等抑制血小板聚集的食物，并禁油腻辛辣，禁饮酒。治疗结果显示，治疗组有效率为94%；对照组总有效率为83%。治疗组的治疗效果明显较对照组更好，由此可知，白及与仙鹤草、黄柏、补骨脂、大黄、三七、青黛等药物合用，对止血和消退紫斑及提升血小板具有一定疗效，同时根据患者的不同病情给予相应的止血、化瘀、补虚药物配伍，具有相辅相成的作用，对病情的恢复有积极作用。

（二）促进骨髓造血功能

近年来，中药被广泛地应用于血液系统相关疾病的治疗，主要起到促进造血功能恢复的作用。通过腹腔注射给予环磷酰胺建立造血功能低下小鼠模型,观察白及多糖对小鼠外周血白细胞数、骨髓有核细胞数和骨髓脾集落细胞数的影响,结果表明,给予白及多糖的小鼠外周血白细胞数与时间和剂量呈依赖性升高,骨髓有核细胞数和脾集落细胞数的恢复速度也显著加快,说明白及多糖对功能低下的骨髓有促进造血的作用。邸大琳等通过 MTT 法检测白及对小鼠骨髓细胞增殖和白细胞介素-2(IL-2) 产生的影响,初步证实了白及具有促进小鼠骨髓细胞增殖以及 IL-2 产生的功效,与生理盐水组比较具有显著性差异。这些动物实验为临床应用白及治疗血液系统相关疾病提供了理论指导。

（三）治疗肌衄

肌衄是指皮肤黏膜出现紫斑、瘀点,是一种常见病、多发病,中医认为肌衄属于热盛迫血的一种疾病,此症热在血分,邪热亢盛,迫血妄行,溢于脉外而发肌衄。该病虽为皮下出血,但不治或治疗不当可导致气虚、阴虚、瘀血、正气衰等,治疗时应以清热解毒、凉血消斑为主,临床研究证明白及在肌衄治疗中可起到一定的效果。

关秀莉等用含白及成分的中成药成功治愈了一名肌衄患者。在该案例中,患者因 3 日前食鱼后在双下肢皮肤出现形状不一、大小不等的红色斑点,并伴口渴、便秘、尿赤、舌暗红、苔薄黄微腻、脉滑数等症状。研究组配制的治疗处方为白及 20g、白鲜皮 20g、生地 20g、水牛角 20g、丹参 20g、地榆 15g、黄芩 15g、丹皮 15g、赤芍 15g、白芍 15g、僵蚕 10g、蝉蜕 10g,以水煎服,服用 3 剂后,患者的肌衄消失。该方中应用白及,旨在增强凉血止血解毒之功,并佐以白鲜皮、蝉蜕、僵蚕以疏风清热,从而达到治疗的目的。

（四）治疗血燥症

血燥证是中医气血津液辨证中一个症候群,是《新血证论》中与血热证、血虚证、血瘀证、血寒证、血毒证等同一范畴之不同辨证。《素问·玄机原病式》中论及燥“诸涩枯涸,干劲皴揭,皆属于燥”“燥胜则干”,而血燥即是血中之燥,泛指人体中津液血液之干燥、枯涩,临床症状表现为皮肤干燥、粗糙、鳞屑增多、毛孔粗大,皮肤肥厚、苔藓样变,皮肤弹性缺失,皮肤皱纹增多、瑕疵明显,皮肤皴裂,皮肤白痕试验阳性,总的体现为皮肤干枯而无光泽。前人在筛选促进具有屏障功能和保湿功能的神经酰胺生成的中药时,发现具有润燥功能的白及提取物对神经酰胺有着明显的生成促进作用,临床实验也证实白及软膏对改善血燥证患者皮肤干燥和粗糙等有较好的防治作用,也体现了“中医润燥”与“西医保湿”的异曲同工之妙。

第五节 · 白及在肿瘤治疗中的临床应用

肿瘤包含了繁多的疑难重症，是长期以来国内外亟待攻克的主要疾病类型。中医药在治疗肿瘤中有着广阔的发挥空间，白及也被证实在临床治疗肿瘤中可发挥重要的作用。

一、白及治疗肿瘤的物质基础

白及含有丰富的药理活性成分，有关白及抗肿瘤作用的研究成分大多集中在白及多糖。白及多糖为一类黏多糖高分子化合物，是由 4 分子甘露糖和 1 分子葡萄糖聚合而成的葡配甘露糖，可形成无抗原性、毒副作用小的亲水性有机凝胶，与动物机体组织较好地相容，可被缓慢地降解吸收，还能选择性地进入并很好地聚集在肿瘤血管的周围，是具有栓塞和抑制肿瘤侧支循环形成双重作用的天然化合物。

除白及多糖外，从白及中分离到的多种具有抗菌活性的小分子化合物和薜荔果多糖，也有抑制肿瘤细胞生长的活性。

二、白及作为栓塞剂的临床应用

随着外科介入治疗的广泛应用，在血管内形成栓塞剂的物质是极其重要的，而白及正是其所需的理想血管栓塞剂。其可能机理：白及粉粒有黏合作用，在血液中缓慢膨胀，机械性阻塞血管，增强血小板第Ⅲ因子的活性，缩短凝血酶生成时间，抑制纤维蛋白酶的活性，也能使细胞凝聚，形成人工血栓。

将白及开发成肿瘤介入治疗中的栓塞剂的优点主要体现在如下五个方面：①白及栓塞剂是有着抗菌和广泛抗肿瘤成分并能抑制肿瘤血管生成的栓塞剂，且药物效应持续时间长，白及有抑制革兰阳性菌的作用，可有效减少被栓塞器官的感染，其所含的黏液质是一种广谱抗肿瘤成分，能抑制肿瘤血管内皮生长因子与其受体的结合而抑制肿瘤血管生成，从而对肿瘤的发生和发展均有显著抑制作用，而且白及多糖能选择性地进入并聚集在肿瘤组织内，抑制肿瘤栓塞后侧支循环的再行成，促使栓塞血管彻底、永久性地不能被组织吸收再通，导致栓塞后侧支循环形成少、形成中晚期肿瘤坏死显著缩小，从而达到长期疗效；②白及所含的萜类化合物可能通过诱导血管内皮细胞凋亡而发挥抗血管生成作用；③白及中的白及多糖显著缩短凝血酶原时间，同时缩短活化部分凝血活酶时间，偏重于影响外源性凝血途径，因为凝血酶原时间主要用于检测机体的外源性凝血系统；④白及能促进血小板聚集而发挥止血、成栓作用，研究发现白及正丁醇提取部位和水溶性部位可显著升高腺苷二磷酸诱导的血小板最大聚集率；⑤白及栓塞剂的药源丰富，制备简单，使用方便，无抗原性及致热原作用，组织相容性好，安全有效。

白及成分丰富，可供挖掘抗肿瘤成分的潜力巨大，其中仅多糖即已被证实具有抗炎、促凝血、抗病毒、抗肿瘤、抗氧化等生物学活性，且其作为天然高分子材料，有功能缓释性、局部滞留性、自身降解性、无刺激性、无毒副作用、资源丰富、廉价易得等辅料的特性。临床上应用白及其他成分来治疗肿瘤的报道屡见不鲜。

（一）白及介入栓塞治疗肝癌

郑传胜等通过行肝动脉栓塞治疗肝癌的研究证实了白及的有效性。将原发性肝癌患者 106 例分为明胶海绵对照组和白及治疗组，其中明胶海绵对照组 50 例，白及治疗组 56 例。先做常规消毒准备，经皮穿刺股动脉，引入导丝及导管，并将导管选择性插至动脉或肝总动脉内。作造影检查以明确肝脏病变的部位、大小性质和血供情况，后将导管选择性插至肝固有动脉或肝右、肝左动脉内。经导管先注入化疗药物为卡铂 500mg、5-氟尿嘧啶 1000mg 和 40％碘油 10～16mL、丝裂霉素 C 10mg 的混悬乳剂后，白及治疗组注入白及粉粒，明胶海绵对照组注入明胶海绵颗粒。注入前，将白及粉粒 0.5～1mL 与 60％泛影葡胺 5mL 混匀，缓慢推注，直至血流停滞。明胶海绵用法与白及相同，栓塞完毕后，复查造影，以判断栓塞的完全性。结果显示，白及粉粒具有强大的永久性、中心性血管栓塞作用，栓塞肝动脉主干或一、二级大分支，呈"血管铸型"状永久性栓塞，无一出现血管再通现象；患者侧支循环形成少，形成时间晚，治疗间隔时间长，平均 7 个月，肿块坏死、缩小显著，甲胎蛋白（AFP）下降明显。白及组栓塞效果远佳于明胶海绵组。随着介入放射学的发展，经导管肝动脉内化疗栓塞可令肿瘤明显坏死，生存率提高，生存期延长。

黎维勇等研究了 5-氟尿嘧啶（5-Fu）白及微球对原发性肝癌患者肝动脉栓塞后的体内药代动力学过程。5-Fu 是肝癌化学治疗的首选药物，但在临床应用中的负荷量接近于中毒量且半衰期短，限制了它在临床上的应用。在治疗过程中，用白及胶制成的白及微球装载 5-Fu 后进行栓塞化疗，发现白及微球一方面可以栓塞肿瘤血管，引起肿瘤缺血性坏死，另一方面缓慢释放出 5-Fu，使体内药物浓度在较长的时间内维持高水平，增强局部杀肿瘤的效果，减轻其对外周组织的毒副作用。该报道证实了 5-Fu 白及微球在肿瘤治疗中可发挥协同作用，显著提高肿瘤介入治疗效果，临床前景良好。

（二）白及介入栓塞治疗肾肿瘤

白及在肾肿瘤中的治疗作用也获得了临床验证。陈晓春等以白及胶为栓塞材料，对 5 例经 CT、B 超确诊为肾错构瘤的患者（不宜行使肾切除术）进行双侧或单侧肾动脉行超选择性动脉栓塞治疗研究。5 例均在 DSA 下采用 Seldinger 技术经皮穿刺作股动脉插管，将选择性导管送入患肾动脉（双侧 1 例作左侧栓塞），先作诊断性血管造影，可见肿瘤部位血管丰富而凌乱，迂曲的血管上有小动脉瘤突出，肿瘤均为单支肾内动脉供血。确定靶血管后，将导管超选择地送入靶血管内，根据肿瘤状况，以一定速度向靶血管内注入白及黏胶剂（粒径为 $200\sim500\mu m$ 的白及粉 2g，加 60%的泛影葡胺 6mL 混匀）。根据肿瘤血管口径的大小及肿瘤的体积，调整白及黏胶剂的稠度和用量，直到确认靶血管被完全栓塞为止。

栓塞术后 3 个月作 B 超复查，每半年作 CT 复查，比较肿瘤的变化及症状改善的情况，随访 2～4 年后发现其临床症状均有不同程度的减轻或消失，肿瘤缩小的百分率为 52%～75%，平均为 64%。肿瘤有液化但呈分隔片状，未融合成巨大囊肿，所有患者均未出现严重并发症。

（三）白及介入栓塞治疗子宫肌瘤

子宫肌瘤是妇科常见的疾病之一，腔镜、介入、栓塞等治疗手段近年来陆续在该疾病的治疗中得到应用，白及也成功应用于子宫肌瘤栓塞治疗。柴建中等通过子宫栓塞法对 21 名子宫肌瘤患者进行治疗。采用 Seldinger 技术，经皮股动脉穿刺，置入 5F 导管，将导管送入子宫动脉，注入 60%复方泛影葡胺行子宫血管造影，观察肿瘤供血情况。确保导管插入子宫动脉后，通过动脉导管注入白及微粒和明胶海绵颗粒，阻断肌瘤的供血，栓塞后再次进行血管造影，证实肌瘤供血动脉完全阻断后，拔除导管，局部加压包扎，嘱患者平卧 24h，穿刺部位局部加压沙袋 6h，防止血肿。通过血管造影显示，子宫肌瘤分为单侧子宫动脉供血和双侧子宫动脉供血两种类型，大部分患者子宫肌瘤供血来自双侧子宫动脉供血，故治疗时需将双侧子宫动脉进行栓塞。治疗术后 1 个月，8 例患者月经周期开始恢复正常，痛经消失，出血量明显减少，1 例出现闭经，1 例因感染而行子宫切除，其余患者临床症状均明显改善。通过 B 超下测量肌瘤总平均体积比治疗前缩小 38%～90%。该结果证明，白及加明胶海绵栓塞治疗子宫肌瘤近期效果好，可代替部分手术治疗子宫肌瘤，避免了创伤性开腹手术，保留子宫和卵巢的正常生理功能。其原因可能是白及微粉或颗粒在肌瘤血管中与血液结合体积膨胀，附着于血管壁，从而促使继发性血栓形成，达到破坏肌瘤生长的目的。因此，白及加明胶海绵作为栓塞剂具有很好的临床应用前景。

牛惠敏等应用自己研制的中药白及微粒作为栓塞剂对 83 例患者进行了双侧子宫肌瘤供血动脉栓塞治疗的研究。先采用 Seldinger 技术行子宫动脉及肿瘤的供血动脉插管，固定位置后给予自制的白及微球加庆大霉素和泛影葡胺，用电视观察术毕效果，然后利用导管袢技术行本侧髂内动脉插管、造影，重复对侧插管、栓塞过程，结束后退出导管，局部压迫止血 15min，加压包扎，平卧 6～24h，并做抗感染及对症处理，每月 1 次 B 超追踪检查，观察疗效。结果，栓塞成功率达到 100%。随访 1～12 个月，B 超显示 1 个月时有 36 例肿块缩小 20%～40%，2 个月时有 32 例肿块缩小 30%～50%，3 个月时有 24 例肿块缩小 45%～69%，5 个月时有 29 例肿块缩小 50%～70%，6 个月时有 27 例肿块缩小 80%～90%。该白及微粒可使肿瘤供血动脉完全闭塞。该法常见的不良反应有栓塞后 12h 内疼痛、消化道反应、发热、小腹坠痛、臀部酸困等，多在 1 周内消失。

（四）白及介入灌注治疗肿瘤

白及作为栓塞剂除可对上述肿瘤进行治疗外，还可对骨母细胞肉瘤、软骨母细胞肉瘤、恶性肿瘤骨转移、脊髓瘤等骨骼肿瘤进行药物灌注治疗。杨建勇开展了经病变供血动脉注入白及颗粒治疗血管栓塞的研究，结果发现 3 例恶性骨肿瘤栓塞原有剧痛症状明显减轻，2 例栓塞后 1 个月内病灶内明显钙化，5 例手术后病理显示病灶内大片坏死改变，且栓塞后滋养动脉再生不明显，说明白及作为栓塞剂对骨肿瘤进行姑息治疗和手术前栓塞是积极有效的。此外，白及和白及微球在栓塞支气管动脉治疗大咯血及颈总动脉瘤、肾血管平滑肌脂肪瘤等恶性肿瘤的动脉介入栓塞治疗中有较好的效果，为临床提供了一种较为满意的中长期栓塞剂。

由此可见，白及作为治疗肿瘤的中药，不仅价格低廉，而且方便制作，具有很好的研究与临床应用前景。

第六节 · 白及在妇科疾病治疗中的临床应用

自古籍记载以来，白及素有消肿生肌、清热解毒、止血化瘀之功效，对于妇科疾病中宫颈糜烂创口的恢复亦能起到良好的治疗作用，而在女性肿瘤中最危险之一的宫颈癌也被证实，白及作为其中一味中药起到收敛止血的作用，为临床采用中药治疗妇科疾病提供了新方向。

一、白及散外敷联合利普刀烧灼治疗慢性宫颈炎

慢性宫颈炎的临床症状主要表现为阴道分泌物多、外阴瘙痒，不及时治疗易逆行感染进而导致不孕症。慢性宫颈炎大多由急性宫颈炎未及时治疗转变而来，或因不注意卫生、局部抵抗力差而导致病原体隐居于宫颈黏膜内形成慢性炎症。文献分析发现，白及治疗慢性宫颈炎已被大量的研究证实。

邱翠华等用白及为主要成分的中药对慢性宫颈炎患者进行治疗，取得了良好疗效。随机将 64 例患者分为对照组和治疗组，对照组在月经干净后 3～5 天给予利普刀烧灼治疗，治疗时采用自宫颈内向外烧灼宫颈糜烂面，每次 10min 左右，烧灼至黄褐色为宜。治疗组在对照组的治疗基础上给予白及散涂抹患处，其药物组成和使用方式为：白及 100g、蒲公英 100g、五倍子 50g，研磨成粉过 80 目筛后，装瓶备用，将 15g 中药粉敷于宫颈创面上。术后口服抗生素 3～5 天，每隔 3 天来院上

药 1 次，直至 4 周，若有出血症状，再重复 1 个疗程至 2 个月。术后至痊愈分为 3 期；术后 2 周为结痂期，术后约 2～4 周为脱痂期，术后约 4～6 周为修复期。其中，患有严重外阴炎、阴道炎和不规则阴道出血者，应先治愈再进行治疗；有凝血功能障碍者、妊娠期妇女、未生育妇女、疑似宫颈癌患者，不适宜用该项方法。术前应常规行阴道镜检查及宫颈细胞学检查，术后两个月禁止性生活，禁止盆浴。结果显示，治疗组的治疗效果明显优于对照组。

深入分析该临床治疗案例的药理作用机制发现，白及含有丰富的多糖、挥发油等成分，可作为吸收血液、组织渗透的介质，具有缩短凝血时间和抑制纤溶作用，有明显的收敛止血、消肿生肌之功效，为君药；蒲公英含绿原酸，对多种细菌有一定的抑制作用，可加强白及清热解毒的功效，为臣药；五倍子所含没食子酸，与上皮及黏膜的溃疡接触，可使其组织蛋白凝固，形成一层被膜而具有收敛作用，为佐使药。三药共同作用，起到收敛止血、消肿生肌、抗菌解毒的功效，用于脱痂期，能较好地收敛固涩，减少宫颈出血和预防感染。可见，白及散外敷联合利普刀烧灼治疗慢性宫颈炎，能明显缩短阴道出血时间，提高疗效，具有良好的临床推广及应用价值。

二、治疗宫颈糜烂

宫颈损伤糜烂是慢性宫颈炎常见的一种物理改变，传统中医认为宫颈糜烂属带下病范畴，多为湿热之邪乘虚直犯胞宫，致任脉失固，带脉失约，表现出白带增多、黏稠脓性，有时出血。目前治疗宫颈糜烂有各种物理疗法（激光、冷冻、电熨、微波等），但均存在术后阴道排液多、脱痂期易出血、愈合缓慢、容易复发等反应。

王素霞等观察到黄连素配合中药汤剂与粉剂治疗宫颈糜烂取得了良好疗效。采纳已婚妇女宫颈糜烂治疗病例共 400 例，年龄 23～50 岁，平均年龄为 35 岁，分为治疗组和对照组各 200 例，其中含轻度 100 例、中度 50 例、中重度 50 例。治疗组采用中药粉剂和中药汤剂联合治疗方法，外洗汤剂与粉剂直接作用于创面，中药粉剂：黄连素和海螵蛸各 300g，白及和三七粉各 100g，十灰散（含大蓟、小蓟、荷叶、侧柏叶、茅根、山栀、大黄、牡丹皮、棕榈皮）100g，煅龙牡 100g（煅龙骨、煅牡蛎各 50g），均烧灰存性、研极细为散。按以上比例混匀加工成粉末 1000g 待用。中药汤剂药物：黄柏、苦参、蛇床子、地肤子等各 15g，土茯苓、白鲜皮、明矾等各 20g，每日 1 剂，水煎 30min，取汁 300mL，凉温，冲洗阴道。每次先取中药汤剂 300mL 冲洗阴道，用窥阴器暴露宫颈，无菌干棉球擦拭宫颈，然后取中药粉剂 0.8～1.0g，用妇科喷粉器，喷于宫颈糜烂面上，无菌纱布堵塞阴道外口，取下窥器，让患者平卧 5～6min，使药粉与宫颈糜烂面充分吸收，隔日 1 次，经期停用，轻度 8～10 次，中度 10～20 次，重度 30～35 次，治疗期间禁止性生活和盆浴。对照组采用物理微波治疗，于月经干净后 3～7 天，取功率 45W，用微波探头置于宫颈糜烂面上，当宫颈表面烧至微黄，停止手术。术后禁止盆浴和性生活2个月，以上各组均3个月后复查。其药理机制是因方中汤剂黄柏、苦参、土茯苓、白鲜皮、蛇床子、地肤子、明矾等均具有清热解毒、燥湿杀虫的作用，粉剂中黄连素抗菌，海螵蛸除湿敛疮，白及止血生肌，三七粉止血化瘀，煅龙牡收敛固涩，十灰散凉血止血，诸药合用，共奏清热解毒、燥湿杀虫、祛腐生肌、定痛止带、止血之功效。

林霞采用中药白及治疗62例宫颈糜烂患者，取明矾、儿茶各30g，冰片1g，共研细末，以麻油或熟食用油调成糊状，月经干净后3～5天用干消毒棉球擦净宫颈表面黏液，将糊状膏涂于带线棉球上，并贴敷于子宫颈糜烂面，24h后，患者自行取出带线棉球。每两天1次，10次为1个疗程，经期停药。如症见黄白脓、血性带下，加白及配伍金银花、蒲公英、苦参、黄芪各30g；如充血明显，应加用黄柏10g、青黛3g，均共研末外敷。如不愈者，月经干净后再行第2个疗程。用药初期白带增多，有膜样组织排出。用药期间忌性生活，忌食辛辣食品，勤换洗内裤，保持外阴清洁。治疗1个疗程后，共57名患者好转或痊愈。由此可见，应用此方治疗宫颈糜烂有良效。

三、治疗宫颈癌放射性直肠炎

宫颈癌是严重危害女性健康的恶性肿瘤，全球每年新发病例约50万，80%来自发展中国家。我国每年新发病例高达13.15万，约占世界宫颈癌新发病例的28.8%，目前宫颈癌Ⅱb期以后的治疗多采用放射疗法，临床发现放疗后约有10%～20%患者会并发急性和远期的直肠炎，给患者带来严重的生活困扰。临床试验发现，应用中药治疗宫颈癌放射性直肠炎，可以显著提高这类并发症的治疗效果。

兰菁等报道了应用凉血解毒方加减灌肠治疗宫颈癌放疗后并发放射性直肠炎的临床疗效。该研究根据临床诊断的纳入排除标准，选取了40例宫颈癌放射性直肠炎，随机分作对照组和治疗组。在试验过程中，给予对照组乳果糖口服液，每次10mL，每日3次，连用2周；甲硝唑注射液100mL（静滴0.5g/天）预防感染，观察体温变化。治疗组在对照组治疗方法基础上，采用凉血解毒方加减保留灌肠，方药组成：白及30g，升麻20g，侧柏炭、当归、黄柏各10g，用500mL蒸馏水浸泡30min，文火煎成药液50mL，过滤沉淀后取上清液，药物温度控制在35～50℃。嘱患者排空大便，取左侧卧位，臀部抬高约10cm，16号导尿管插入肛门约15cm，用50mL注射器将灌肠液缓慢注入，以患者下腹温暖、舒适、无便意感为宜。嘱患者卧床休息，将药液尽量保留1h以上。灌肠每日2次，2周为1个疗程，1个疗程后观察疗效。治疗结果显示治疗组疗效显著好于对照组，说明以白及为主要成分的凉血解毒方加灌肠，对治疗宫颈癌放疗导致的直肠炎有很好的疗效。

第七节 · 白及在肛肠科疾病治疗中的临床应用

　　肛肠疾病一般伴有出血、肿胀，甚至有赘生物、脱垂等症状，基于白及在药理中的收湿敛疮、消肿止痒、去血瘀等作用，临床实验中有大量案例证实白及能在肛裂、外痔、肛周湿疹、溃疡性结肠炎等肛肠科疾病的诊疗中作为组方药的主要成分实现相关疾病治愈的目的。

一、溃疡性结肠炎治疗

　　溃疡性结肠炎是一种病因尚未完全清楚的结肠和直肠慢性非特异性炎症性疾病，病程漫长，常反复发作，可见于任何年龄，但20～30岁最多见。病变多位于乙状结肠和直肠，也可延伸至降结肠，甚至整个结肠。

　　大量临床实践发现，应用含白及成分的组方对这类疾病的治疗有着明显的积极作用。江超先等采用中西药结合灌肠法治疗活动期溃疡性结肠炎，取得了良好疗效。将78例患者随机分为治疗组和对照组各39例，治疗组采用白地思灌肠液（含白及30g、地塞米松1mg、思密达粉6mg、2%普鲁卡因8mL、高渗盐水50mL）保留灌汤，对照组采用西药（2%普鲁卡因8mL、柳氮磺胺吡啶4mg、高渗盐水50mL）保留灌肠，两组均每晚灌肠1次，治疗1个月，对比疗效，并将主要临床症状明显好转或消失、结肠镜检查无急性炎性细胞浸润及陷窝脓肿者评定为治疗有效，将临床症状无明显缓解、结肠镜及病理检查无明显改善者判定为治疗无效。分析结果发现，治疗组有效36例，无效3例，有效率为92.3%，而对照组有效21例，无效18例，有效率为53.8%，即治疗组的有效率显著高于对照组。

　　丁忠秋等观察了运用中西医结合法进行治疗35例溃疡性结肠炎患者的疗效。其治疗方案为：雷尼替丁150mg，饭前口服，每天2次；次枸橼酸铋110mg，饭前及睡前30分钟口服，每天4次；白及粉10g、甲硝唑0.5g、普鲁卡因300mg、氢化可的松100mg，加生理盐水150mL保留灌肠，每晚1次，1个月为一疗程，重度患者可治疗2个疗程。治疗1个疗程后，35例中治愈25例（含轻度23例、重度2例），明显好转6例（轻度5例、重度1例），无效4例（轻度2例、重度2例），总有效率达88.57%。

　　陆素琴用中西药联合治疗溃疡性结肠炎也取得了良好效果。将78例溃疡性结肠炎患者随机分为对照组和治疗组，其中治疗组48例，对照组30例，对照组仅口服水杨酸柳氮磺吡啶1.0g，每天3次，观察4周；病情较重者，每天给予泼尼松40mg。治疗组用水杨酸柳氮磺吡啶1.0g，每天3次，加自拟方肠溃宁汤（含红藤30g、地锦30g、马齿苋30g、白头翁30g、夏枯草30g、白及20g）保留灌肠。临床观察发现治疗组痊愈 34 例，好转 12 例，无效 2 例，总有效率为 95.83%。对照组痊愈 12 例，好转 10 例，无效 8 例，总有效率为 73.33%。证实了白及在溃疡性结肠炎中起到了一定的作用。

上述病例中，白及作为药用的重要物质基础发挥了消肿生肌作用。白及粉吸水膨胀后形成胶状物，布于黏膜面，可保护肠黏膜，使药物对肠壁的附着性增强，从而提高肠道局部的药物浓度，并促进肠黏膜再生，有止血、止痛和促进溃疡愈合的作用，同时可避免对肠黏膜的损伤。说明白及在溃疡性结肠炎的治疗中有着广泛的临床应用价值。

二、肛门病手术

肛门病手术大多为开放或半开放创口，由于其位置暴露差、较潮湿、不易清洁，加上手术创面分泌物及排便刺激等因素，手术后易出现伤口感染、伤口疼痛、创缘水肿、创面愈合不良等并发症。传统的灌洗法结合白及灌洗液，能达到保护肠黏膜、消除肠壁水肿、和中止痛、行气除胀的目的，有效改善肛门病手术的预后。

刘溪等通过对比分析白及灌洗液和传统灌洗法在人工肛门术后的临床应用，探讨了白及在肛门病手术后治疗中的良好效果。对照组在手术后第 5 天开始用温水 500mL 进行结肠灌洗，晚饭后 1.5h 进行，每 1～2 天灌洗 1 次；试验组在对照组基础上，换用白及 30g、白芷 20g、厚朴 15g、甘草 6g 加温水至 500mL 的混合液灌洗结肠，每周 1 次。比较两组患者的生理改善情况与心理变化，发现实验组每天排便频率基本保持 1 次，而对照组每天排便 2～5 次。该研究说明白及灌洗液加温水灌洗可有效保护肠黏膜、行气止痛、消除肠壁水肿，明显减少结肠人工肛门患者术后并发症，减少污染创口的机会，使周围皮肤炎症反应发生的可能性降低，人工肛门黏膜糜烂出血情况减少，改善患者的生活质量。白及灌洗液的人工肛门灌洗法简单易学，经济适用，能够明显减少结肠人工肛门术后病人的并发症，在临床上有重要推广价值。

三、肛裂治疗

肛是消化道出口，从齿状线到肛缘这段最窄的肛管组织表面易裂开形成肛裂，其表面常有长约 0.5～1.0cm、呈梭形或椭圆形的小溃疡，常引起肛周剧痛。该病的发病率约占肛肠病的 20%，多以年轻人为主，尤其年轻女性更多。肛裂有急性和慢性之分，慢性肛裂由于病程长和反复发作，裂口上端的肛门瓣和肛乳头水肿，造成肛乳头肥大，下端皮肤呈袋状下垂突出于肛门外，形成"前哨痔"，肛裂、前哨痔、肛乳头肥大常同时存在，称为肛裂三联征，给患者的生活带来极大痛苦。

吴松柏等研究证实复方白及地榆膏具有治疗肛裂的效果。Ⅰ、Ⅱ期肛裂以复方白及地榆膏（白及、三七、地榆各 50g，甲硝唑 50 片，凡士林 500g，熔化后，加入硝酸甘油 10 支混匀冷却即成）外敷患处，每天 2～3 次，7 天为一疗程；Ⅲ期肛裂门诊换药，排便后以温水清洗肛门，以碘伏棉签消毒创面，外敷复方白及地榆膏适量，每天 1 次，10 天为一疗程。经治疗，55 例肛裂患者中痊愈 36 例（Ⅰ期 16 例，Ⅱ期 18 例，Ⅲ期 2 例），好转 15 例（Ⅰ期 2 例，Ⅱ期 9 例，Ⅲ期 4 例），无效 4 例（Ⅲ期），总有效率为 92.7%。经临床观察发现，复方白及地榆膏对Ⅰ、Ⅱ期肛裂疗效良好，可以使大部分患者免于手术治疗，但对Ⅲ期肛裂疗效欠佳。在该案例中，白及在肛裂治疗中主要发挥其消肿生肌、止血的作用，配合硝酸甘油缓解肛门痉挛，松弛肛门括约肌，增加血液灌注。药膏中的凡士林则发挥了其润肠通便的作用。

朱峰应用含白及成分的裂痛软膏治疗肛裂，也获得了良好疗效。该膏药的药物配比和制作方法为：黄连、苦参各 100g，五倍子 60g，寒水石 70g，冰片 20g，白及、硼砂各 30g。将上述中药烘干，粉碎，研细，和匀，加凡士林 85%（温水溶化），香油 15% 调匀成糊状软膏，装瓶密封备用。嘱患者每日便后用上述中药熏洗坐浴 10min，然后用裂痛软膏换药，每次换药时，视裂口大小取适量软膏均匀地涂抹在创口上，外盖消毒敷料，纱布固定，每日 1～2 次。在 109 例患者中，用药 1 周时痊愈 64 例，占 58.7%，用药 2 周时痊愈 26 例，占 23.9%，好转 19 例，总有效率 100%。平均换药次数为 9.9 次，未见并发症等不良反应。随访半年有 2 例复发。裂痛软膏为自制剂，其中白及具有解毒消肿、止血生肌之功效，加于组方更可以体现裂痛软膏治疗肛裂之目的。

肖志成自制中药汤剂，含白及 45g、苦参 30g、川椒 30g、川楝子 20g、败酱草 30g、百部 30g、枳壳 12g，用 5000mL 水煎后，用于熏洗治疗 30 例患者的肛裂，每天 2 次，7 天为一疗程，经 1～2 个疗程治疗后，Ⅰ期肛裂 17 例全部治愈，有效率 100%，Ⅱ、Ⅲ期患者 13 例中完全治愈 7 例，有效率 53.8%，另 6 例显效。治疗后随访 6 个月，有 8 例复发。

四、肛周湿疹治疗

肛周湿疹是任何年龄均可发生的常见病，受累区域通常局限于肛门周围皮肤，少数可累及会阴部的湿疹。其特点是奇痒难忍，常潮湿，皮肤浸润肥厚，可发生皲裂。应用白及具有的清热解毒、收湿敛疮的功效，配制含白及的组方洗液应用于熏洗坐浴，使药液与病灶充分接触，药理成分充分渗入组织皮肤，可调气血、祛血瘀、通脉络、消肿止痒，从而对该病达到对症治愈的目的。

王利兰以白及等中药材成分配制洗液，通过熏洗、坐浴方式治疗外痔引发的 42 例肛周湿疹患者，获得了良好效果。具体采用地榆 30g、白及 15g、五倍子 10g，凉水浸泡 30min 后水煎，熏洗坐浴，前 3 天每天 2 次，之后 4 天每天 1 次，7 天为一疗程，总共治疗 3 个疗程。1 个疗程后，痛痒全部消失、湿疹及外痔减轻者 14

例；2 个疗程后，痛痒全部消失、湿疹消退、外痔减轻缩小者 21 例；3 个疗程后，痛痒全部消失、湿疹消退、外痔减轻者 7 例。白及质黏而涩，味苦微寒入血，泻热而有消肿生肌之功，对疮痒初起有消肿散结作用。

五、结肠造影

　　除作为药物发挥药效，白及还能在肛肠科疾病的治疗中用作结肠造影剂成分，在诊断与治疗中发挥作用。结肠造影是通过 X 线检查对结肠进行造影检查。研发和应用适宜的造影剂，可帮助结肠造影法确切地判断病变的浸润范围，恰当地判断病变的治愈和缓解，减少漏诊率，是诊断早期结肠癌的灵敏方法。

　　王会轩等将白及硫酸钡混悬剂应用于溃疡性结肠炎的造影诊断，使得钡剂显示清楚，造影效果更佳。选取 12 例溃疡性结肠炎患者进行临床实验，将医用硫酸钡 250g 与 2g 市售白及胶或自制白及粉充分混合，再加 1500mL 温开水，反复搅拌使其呈混悬状。使用西门子 800m AX 线胃肠机或岛津 500m A 平板数字胃肠机进行检查，将灌肠器头端插入患者肛管后，缓慢灌入白及硫酸钡混悬剂，由于该钡剂黏度较高，不易沉淀，不需搅动灌肠器内的硫酸钡。当钡剂进入患者直肠后，紧盯钡剂前端，依次观察直肠、乙状结肠、降结肠、横结肠、升结肠，当钡剂前端到达回盲部时，停止灌钡，在仰卧位、俯卧位下仔细观察，并适当使用右前斜位、左前斜位下透视加摄片，必要时可采用头低足高位。因白及硫酸钡混悬剂黏稠度较高，流速慢，摄片速度可适当放缓，使用钡剂总量也可适当减少。12 例溃疡性结肠炎，按病灶数量分类结果是：10 例为多发，发生在回盲部和乙状结肠，2 例为单发，发生在乙状结肠和直肠各 1 例。按病灶部位分类结果是：远端溃疡性结肠炎 10 例，节段性溃疡性结肠炎 1 例，溃疡性回肠、结肠炎 1 例。与文献报道相符。全部病例中，肠管溃疡未造成管腔狭窄者 8 例，造成管腔狭窄者 3 例，穿孔手术者 1 例。白及硫酸钡混悬剂黏稠度高于普通硫酸钡，在结肠造影检查时，因其流速较慢，黏膜附着良好，用量少，从而使操作者能更清楚地观察病灶，如细小的溃疡、黏膜的增粗、肠管的僵硬，以保证有充足时间摄下有价值的影像，为诊断提供依据。白及硫酸钡混悬剂除了使溃疡显示较普通硫酸钡更清楚外，对溃疡口部的水肿显示更佳，对病变邻近的肠黏膜改变也较普通硫酸钡造影显示度更好。

第四章 ▶▶ 白及资源开发与产业发展

前面介绍了白及的来源、药理价值以及在临床上的重要作用，但白及除了在药用方面的应用，还可被用作工业、园艺等的原材料，且用途还在不断拓展，人们对白及的需求量也正在急速增加。然而，由于生态环境的破坏和过度采挖，野生白及的种群类型和数量急剧下降而濒临灭绝，目前已被国家列入重点保护的野生药用植物。梳理我国白及的资源分布情况，介绍白及人工种植的自然与栽培要求，分析产业开发现状与遭遇的困境，可对白及种质资源的保护与拓展、产业布局与生态构建和持续健康发展起到重要的借鉴作用。

第一节 · 白及的资源情况与研究

白及的用途广泛，投入市场的相关产品种类也日渐增多。通过检索和统计分析，我国已在白及上授权了九千多项发明专利，大部分专利是关于以白及作为主要成分制作的护肤品、指甲油、面膜、染发剂、沐浴露、婴幼儿安全洗浴用品等有关美颜养护品，以及白及牙膏、墨水、鞋垫、驱蚊剂等日化用品，还涉及了白及茶、白及醋、白及酒、功能饮料、功能食品等康养类保健品。因此，梳理白及的天然资源，厘清各地资源的禀赋，是产业持续发展的重要因素，也是产业布局优先要考虑的先决条件。作为地生兰，白及通常生长在高温高湿和土壤疏松的地方，广泛分布在热带、亚热带地区，少量分布于温带，随着白及用途的不断拓展和原生境的破坏，野生白及采挖殆尽、资源日渐枯竭，梳理存余的白及资源情况，为白及的人工繁育与优良品系选育提供指导，特别是构建起规模化白及种植技术，可为白及二、三产业的健康持续发展保障原料的充足供应，为白及产业的现代化升级提供支撑。

一、白及的资源分布

白及原生于海拔 100～3000m 的疏生灌木和杂草的山坡多石之地或常绿阔叶林、针叶林下，据《中华道地药材》记载，白及主要分布在亚洲的中国、缅甸和日本，我国境内主要分布在贵州、陕西南部、甘肃东南部、江苏、安徽、浙江、江西、福建、湖北、湖南、广东、广西、四川等地，其中以贵州产量为最大，销售全国并出口。目前入选国家质检总局地理保护标志产品目录的白及产地有五个，其中贵州占四个，分别为正安、黄平、安龙和兴义，另一个为湖北房县。

近年来，随着研究的不断深入，白及除制成饮片直接使用，还被广泛应用在复方中药制剂中，其用量逐年增加，但白及种子发育不完全，在自然条件下很难萌发和成长，实生苗极为稀少，且由于人为过度采挖和生态环境的破坏，使得野生白及急剧缩减而濒临灭绝，白及已被《中国植物红皮书——稀有濒危植物》第一册收录，也被列入《濒危野生动植物国际贸易公约》（CITES）保护的物种。

二、白及的组织培养

白及传统的人工繁育方式是分株繁殖和蒴果直播。虽然分株繁殖操作简便，但是繁殖效率低、成本高，且因有害病原微生物的积累导致种系退化明显，品质稳定性差，不适宜大规模推广。蒴果直播的繁殖方式不仅存在育苗周期过长的问题，而且在种子萌发后会出现大量新生苗死亡的现象。无论是分株繁殖还是蒴果直播的方式进行白及的栽培，都难以适应规模化种植的需要，无法满足市场需求。

组织培养技术具有人为可控性强、种苗培育周期显著缩短的优点，通过组培快繁，为大田生产提供大量种苗具有重要的经济价值和现实意义，相关研究也已取得了不错的成果。作为典型的兰科植物，白及蒴果中的种子缺乏胚乳，在自然条件下难以萌发成满足规模化种植的种苗，依托组织培养技术则能将白及种子的萌发率提升到 95％以上，可为白及种质资源的保护和白及的规模化种植提供保障。组织培养的细胞与发育生物学基础是细胞的全能性，自 1902 年德国植物学家 Haber Landt 提出细胞具有全能性概念以来，经过大量科学家的共同推进，植物组织培养技术已经历了百余年的历程，技术已十分成熟。近年来，组织培养技术在药用植物上得到了广泛的应用，植物组织培养应用于药用植物的离体快繁是目前应用最多、最广泛和最有成效的一种技术。该技术不受地区、气候的影响，比常规繁殖方法快数万倍到数百万倍，为快速获得白及植株提供了一条经济有效的途径。

白及组培的研究还发现，组培苗的根数、块茎数、产量、出芽数、总氨基酸和必需氨基酸以及含糖量均高于分株培养的，利用组织培养技术还能定向诱导细胞合成药理活性成分，这将为中药现代化和工业化生产白及药用成分提供支持。下文系统整理了国内外近年发表的有关白及组培研究的报道，以期为不同研究目的、不同品系材料、不同外植体的组培研究提供参考。

（一）外植体选择

每个植物细胞在适宜的环境下都具有发育成完整植株的能力，不同的外植体进行组织培养和诱导分化的能力不同，因此在白及组织培养过程中，选择合适的外植体是最终培养成功的重要因素。

1. 种子

种子是白及组织培养实验中最常用的外植体。白及的蒴果中含有的种子数以万计，可以直接诱生为苗，相对其他的外植体而言，种子的萌发率高、繁殖系数大、分化能力强，而且以种子进行组织培养对遗传多样性的保留有重要影响。徐德林等发现，以白及的种子作为外植体，在最佳培养基中培养后，诱导愈伤组织的能力可以达到85%以上。

2. 假鳞茎、幼根等外植体的无菌培养

根据细胞全能性的理论，通常植物任何部位的活细胞都可以作为外植体进行组织培养。除了种子，前人用白及的幼根、假鳞茎、侧芽、地下块根、叶片等作为外植体成功开展了组织培养。雷湘等用白及的假鳞茎、嫩叶和幼根诱导丛生芽时发现，幼根出芽率最高，几乎每个幼根均可出芽，超过了假鳞茎和嫩叶的出芽率。假鳞茎只有很少鳞茎块分化出绿色芽，并且长势缓慢，而嫩叶不能分化出芽。

总之，白及种子的数量庞大，容易保存，且不容易被污染，在使用时容易消毒和灭菌，是白及组培的最佳外植体。

（二）培养基配方

培养基的组成是决定组培是否成功的重要因素，培养基中适当的成分组成和配比可以给细胞生长提供良好的环境和所需要的营养物质。1/2MS（培养基）和MS是白及组培常用的基本培养基类型，为提高组织培养的诱导率，通常还需要在基本培养基的基础上添加有利于植物细胞生长的不同浓度配比的激素或天然添加物。此外，不同外植体所需的培养基是不同的，在组培苗生长的不同阶段对培养基的要求也不一样。

1. 诱导种子萌发

种子的萌发是以种子作为外植体进行组培能否成功的关键。给予种子萌发最适的培养基环境，不仅有利于种子萌发生芽，而且对诱导愈伤组织的质量有显著效果。李雨晴等在进行白及种子无菌萌发时发现，1/2MS＋1.0mg/L NAA（萘乙酸）的培养基可以明显提高种子发芽率并促进幼苗生长，且相对于MS而言，1/2MS更有利于白及种子的萌发。张燕等在实验中发现，在1/2MS＋1.0mg/L NAA的培养基培养里，种子萌发率达95%以上，且萌发速度较快。高晗等在比较不同生长调节剂对种子萌发影响的研究中发现，虽然6-BA（细胞分裂素）的浓度过高会影响植物的萌发，但是在6-BA的浓度小于2mg/L时，随着浓度的增高，种子的萌发率也高。

2. 丛生芽的诱导和增殖

原球茎培养10天之后会在基部长出透明的毛状物，毛状物深入培养基中，通

过培养形成丛生芽。一般来说，白及所有能够进行组织培养的外植体都可以诱导发育成丛生芽。雷湘等发现幼根是诱导丛生芽最好的外植体，在 1/2MS＋1.0mg/L 6-BA＋2.0mg/L NAA 的培养基中，幼根的分化程度最好、出芽率最高。林伊利等发现 MS＋1.5mg/L BA＋0.1mg/L NAA 为丛芽增殖的最佳培养基，既能够保证丛生芽的生长，褐化的程度又相对较小。崔瑞勤等在 1/2MS＋1.0mg/L NAA 培养基中进行丛生芽的诱导，两个月后可以获得大量的丛生芽。

3. 诱导生根

当幼苗长到 2.5～3.5cm 时可转入生根培养基中培养，根可以在 30～60 天内分化。在生根的同时，白及的枝叶也在不停地生长和繁殖，所以根的诱导是白及组培苗最后生长成为一个完整植株的基础。雷湘等在研究中发现 1/2MS＋0.5mg/L NAA＋3％蔗糖＋0.7％琼脂是白及苗生根的理想培养基，生成的根数量多，且多数粗壮，但随着 NAA 浓度的增高，生根的数量会有所减少。林伊利等通过不同培养基的对比研究发现，1/2MS＋1.0mg/L NAA＋7.5％香蕉汁为最佳生根壮苗培养基。

（三） 白及愈伤的组培诱导与培养

植物的愈伤组织具有很强分化能力的原始细胞团，细胞分裂旺盛，既能有效增加组织培养生成植株的产量，也能通过对愈伤组织进行基因转化和化学诱导，从而较快获得新的种质资源。前人的研究已证明植物愈伤组织中的次生代谢物的含量可超过植株中的含量，因而建立白及愈伤组织诱导的技术体系，可以为增加白及种苗和次生代谢物的产量提供新思路。翁夏蒙等对白及愈伤组织总酚含量测定时发现，愈伤组织中的总酚含量为 0.702％，高于块茎中的总酚含量的 0.394％，进一步证明愈伤组织抗氧化效果强于块茎。在培养基中添加不同的激素对愈伤诱导影响不同，只有在培养基中选择适宜激素类型和配比才能够诱导生成愈伤组织。徐德林等研究发现，在 1/2 MS 和 MS 基本培养基中添加 2,4-D（一种与植物生长素 IAA 生理效应相似的人工合成激素），白及种子会形成球形颗粒并最终形成质地致密的愈伤组织，当在 1/2 MS 培养基中仅添加 1mg/L 2,4-D 时，白及种子的优质愈伤率最高，可以达到 78.79％，而仅添加 6-BA 不会诱导形成愈伤组织。石云平等在愈伤组织诱导的正交试验中发现，MS＋1.0mg/L 6-BA＋2.0mg/L 2,4-D 作为白及愈伤组织诱导，所获得的增殖系数最高。

（四） 天然添加物的使用

天然添加物中含有植物生长所需要的营养成分，能够促进幼苗苗壮生长。由于天然添加物中的成分不同，对白及组培的影响也不尽相同，选择合理的天然添加物和适宜的添加比例，对组培苗的生长发育能产生显著的影响。聂宁等发现香蕉泥能促进生根，而蛋白胨对生根有一定的抑制作用。徐德林等研究发现西红柿、椰汁、香蕉、马铃薯在白及组织培养的各个阶段都有不同程度的影响，添加 15％的马铃薯时，白及种子萌发率最高，萌发率为 93.96％，西红柿可以促进叶片数的增加，马铃薯有利于叶片的伸展，香蕉对白及根的生长影响最大。

（五）外部环境的影响

分析野生白及生长的生境和物候条件可知，温度、光照、pH 值等是影响其生长发育的重要因素，这对白及的组培具有重要指导作用。愈伤组织的诱导和植株的增殖温度一般设定在 20～32℃，24℃时增殖率最高。代建丽等在光照和黑暗的培养箱中对白及种子的变化进行对比培养，发现光照可以促进白及种子的萌发，局部的根毛有明显突起，黑暗培养时种子不萌发而慢慢变成褐色。Duran 等发现，在进行兰科植物组织培养时，在基础培养基中加入 3％的蔗糖、3％的海藻糖等碳类和其他物质组合，6～7 周后在植株的茎和芽中的诱导中可以获得最高比例的诱导产物。

（六）组培苗的炼苗与移栽

从培养基移植到自然环境之前，为了使组培苗能够更好、更快地适应周围环境，人为地给苗制造一个类似自然环境的良好条件，让其在这种环境下生长一段时间的过程，称之为炼苗，不同基质移栽处理的方式对白及移植的成活率有决定性的影响。邹娜等研究证明白及幼苗在蛭石作为基质的环境中生长，存活率可达 95％以上，林伊利等分析发现营养土在按照珍珠岩：蛭石：腐蚀土为 1：1：2 的比例混合时，白及苗可以达到 80％以上的成活率。

三、白及的人工种植

白及药材在民间用药已久，但总体用量相对大宗药材来说不是太大。2005年以前，全国市场年销售量多在 600 吨以下，主要依靠采挖野生白及资源供应市场。2006 年以后，随着白及药材的多元化开发，白及市场年均需求量突破10000 吨，并且随着市场波动和需求，白及价格逐年升高，加上白及野生资源日益匮乏，白及药材逐渐由野生采挖转向人工种植，但由于白及自然繁殖效率低，生长周期长，很难满足大量栽培的需要。依托组培技术的应用和规模化种植技术体系，目前人工种植已成为满足白及二、三产业需求的主要来源，截至 2018 年年底，全国白及种植面积约 11 万亩，主要集中在西南地区和长江流域，其中，贵州面积最大，有 9.37 万亩，其次是云南和安徽，种植面积在 3000 亩以上，陕西、湖北、四川、重庆、湖南、江西、广东、广西、福建、浙江、江苏、河南等地均有种植基地。

（一）人工生态种植技术

基于白及的生境要求，大田规模化仿野生种植白及的技术要点如下。

1. 选地

熟地、开荒地均可，但需要根据白及习性选择土质肥沃、疏水、排水良好、富含腐殖质的砂土壤以及水源条件好、排泄方便且阴湿的地方。

2. 繁殖技术

在种苗的组培块繁和组培苗炼苗技术体系构建之前，白及人工种植主要是通过无性繁殖的方式，目前大多采用组培苗作为繁殖的种苗。

3. 田间栽培

对于块茎繁殖的方式，需在 9～11 月收获白及时，挑选具有嫩芽的当年生鳞茎作种苗，随挖随栽，对于组培块繁的种苗，则需要将苗转移到大棚中驯化炼苗 1 年以上方可移栽至大田种植。田间栽培时，需将白及种苗定植于整好的畦上，按株鳞茎行距各 33cm 开穴栽植，穴深约 12cm，每穴植 3 株种苗，"品"字形摆放于穴内，鳞茎的芽嘴向外，每亩用种 15000 株，驯化苗则每亩 6000 株，栽后施用熟化的农家肥作为底肥，然后盖土与畦面齐平。

4. 中耕管理

根据白及生长状况，一般每年中耕除草 4 次。注意不宜过深，以免伤及假鳞茎。结合中耕除草，每年追施熟化的农家肥 3 次，同时因白及喜阴湿环境，生长期应根据土壤墒情及时排灌，以防涝抗旱；在冬季，因白及不耐寒，要做好防寒抗冻措施，保护白及，可盖草防寒，待春季出苗时揭去盖草。同时，白及生长较慢，栽培年限长，可通过间作发挥土地潜力，促进白及良好生长。

5. 采收加工

白及在栽培 3 年后即可采收。采收季节最宜为地上茎叶自然枯萎后的秋末冬初，采挖时用平铲或小锄细心地将鳞茎连土一起挖出，摘去须根，除掉地上茎叶，抖掉泥土，运回加工。

6. 初加工

将块茎分成单个，用水洗去泥土，剥去粗皮，置开水锅内煮或烫至内无白心时，取出冷却，去掉须根，晒或烘至全干。放撞笼里，撞去未尽粗皮与须根，使之成为光滑、洁白的半透明体，筛去灰渣即可。也可趁鲜切片，干燥即可。

（二）田间病虫害防治

在栽培过程中需注意病虫害的防治，目前在白及种植上的主要病虫害是害虫小地老虎（*Agrotis ypsilon* Rottemberg）和烂根病，除此以外较为常见病虫害有9种，其中病害4种，即块茎腐烂病、块茎生理性腐烂病、白及叶褐斑病和白及叶斑灰霉病，虫害3种，即菜蚜（*Lipaphis erysimi*）、细胸金针虫（*Agriotes fuscicollis*）和螨类，另有2种，即灰蜗牛（*Fruticicolar avida*）和鼠害。这9种病虫害均可对白及的大田种植产生危害，严重影响产量和品质，下面就常见病虫害及防治措施进行简要介绍。

1. 小地老虎

白及的大田种植过程中危害最重的虫害是小地老虎，又名切根虫、夜盗虫，属鳞翅目、夜蛾科，是一种严重为害茄科、豆科、十字花科、葫芦科等多种农作物的广谱性害虫，据记载可为害36科100多种植物，在我国各省区均有分布。全年以春、秋两季发生较严重。其幼虫具有假死性，1～2龄幼虫对光不敏感，常栖息在土表或寄主的叶背、心叶里，此阶段仅取食幼嫩叶片，形成半透明的白斑或小孔，幼虫发育到2～3龄时咬食叶片，形成小孔缺刻，发育到4～6龄时开始惧光，故生活规律是昼伏夜出，白天时潜伏在2～3cm的表土中，夜间出来为害叶片，多在19～22时及天刚亮露水多时进食，常在近地面处咬断幼根幼茎，并拖入穴中取食，致使整株死亡而造成缺苗断垄，严重影响作物产量。成虫活动适温为11～24℃，相对湿度为80%～90%，幼虫喜含水量15%～25%的土壤，若土壤含水量在50%以上或5%以下则不易存活。

小地老虎更易生活在近水地、杂草茂盛、蜜源植物多、耕作粗放的地块和土质疏松、团粒结构好的壤土中，对黑光灯及糖醋液趋性较强。早春气温偏暖、雨水少的年份，发生量多。小地老虎1年发生代数随纬度升高而减少，在北方1年发生2～4代、南方6～7代，越冬代成虫3月下旬至4月上旬开始出现，4月下旬盛发，成虫羽化后1～2天开始交尾，3～5天时最多，6～7天后进入产卵盛期，一头雌蛾一生可产卵800～2000粒。卵大多产于幼嫩、低矮的植物叶背，散产或堆产。

基于小地老虎这些生长发育特点和生活习性，对白及地中的小地老虎可采用农业、物理和生物协同配合的综合防治措施。

（1）农业防治

避让虫源，清洁田园：选择菜田时，应尽量避开小地老虎发生严重的地块，如玉米田、花生田等。加强田间管理，除草灭虫。杂草是小地老虎产卵场所和初孵幼虫的食料，也是幼虫转移到作物上的重要途径，应在作物苗期结合松土清除田块内外杂草，并将其沤肥或烧毁，消灭卵和幼虫。翻耕晒土：春耕前进行精耕细耙，田中常进行中耕除草，可消灭部分卵和幼虫。秋季实行土壤翻耕并晒田，让土壤暴晒2～3h，可杀死大量幼虫和蛹。秋耕冬灌，破坏小地老虎的越冬场所，或秋收后深耕翻土，同时捕杀幼虫，可减少越冬基数，降低次年虫口密度。选择合理种植制度；选择适宜的绿肥播种期，使其盛花期与小地老虎成虫羽化高峰期错开，减少诱集成虫产卵，避免幼虫为害。作物移栽前填肥须用腐熟的农家肥，避免用未经腐熟的农家肥，以免将农家肥中的虫卵或蛹及病菌带入田块。同一块田应实行合理的轮作制度，减少小地老虎的发生。适当推迟定苗时间，做好查苗补种工作：在小地老虎大发生的年份或虫口密度较大的地块，要根据情况进行早中耕，勤锄草，并适当推迟定苗时间。在定苗后，定期进行查苗，若发现缺苗，及时进行防治并补种，将损失降低到最小。

（2）物理防治灯光诱杀

利用小地老虎成虫对光的趋性，田间安装频振式杀虫灯或黑光灯诱杀成虫。于每年 3 月开灯，实践证明安装杀虫灯的区域，小地老虎为害明显减轻。食饵诱杀：利用小地老虎成虫喜食糖醋液的特点，在田间放置配好的糖醋液诱杀剂。配方为糖 3 份、醋 4 份、水 2 份、酒 1 份，并加入总量 0.2% 的 90% 晶体敌百虫，可大量诱杀成虫。人工捕杀：人工捕杀幼虫是针对小地老虎幼虫 3 龄前不入土以及清晨、傍晚出来活动的习性，于清晨巡查幼苗有无受害情况，适时捕捉幼虫。灌排方便的田块，还可在晚间灌水浸田，使幼虫爬出土面再捕捉。在种植田播种或移栽之前，也可进行堆草诱杀捕捉。幼苗定植前，小地老虎仅以田中杂草为食，可选择灰菜、刺儿菜、苜蓿等杂草堆放在田间进行诱集，第 2 天在露水未干、太阳出来之前，可在杂草中捕捉到小地老虎。

（3）生物防治

小地老虎的天敌种类丰富，据文献记载至少有 120 多种，主要有天敌昆虫和病原微生物 2 大类群，包括捕食性昆虫，如蜘蛛等，以及寄生性病原微生物，如细菌、真菌、病原线虫、病毒、微孢子虫等。有报道称，大量释放松毛虫赤眼蜂和广赤眼蜂，可有效控制小地老虎。实验表明，在蔬菜地大量释放松毛虫赤眼蜂，其对小地老虎卵的寄生率可达 75.91% ～ 80.76%，而自然状态下卵的寄生率只有 0% ～ 4.3%，可见释放寄生蜂对小地老虎有一定防效。病原线虫也可侵染小地老虎，尤其是斯氏线虫和异小杆线虫。病原线虫对农药有较强的耐受性，且侵染条件与小地老虎适宜生活条件相近，可与其他防治方法结合使用，有较好的协同增效作用。

在其他作物上开展的生物防治措施，可为白及种植过程中的小地老虎防治提供参考。卜瑞文等对使用白僵菌防治小地老虎进行了仿真研究，结果表明，在约 2500 株的烟田中，烟株受损率、小地老虎存活率随投放白僵菌粉的数量增加而下降，下降趋势开始时剧烈，最后趋于平缓。冯玉元的试验表明，利用白僵菌防治烟田小地老虎，校正死亡率达到 98.2%，烟田中烟苗和烟株受害率显著下降。束长龙等用杀虫活性测定的方法从苏云金杆菌中获得了 32 株对小地老虎具有高毒力的菌株，校正死亡率达到 85%。苏云金杆菌还可兼治其他鳞翅目害虫，且可增加小地老虎对农药的敏感度，减少用药量，延缓抗药性，与其他防治方法结合使用，可作为开发广谱生物杀虫剂的良好资源。郭小奇等的研究发现，转 Bt 基因抗虫棉对小地老虎也有一定的抗性。罗梅浩等研究了转双基因（Bt、CpTI）抗虫烟草对小地老虎幼虫的抗性表现，结果表明其对小地老虎也有一定的杀虫作用，其抗性随小地老虎龄期的增加而减弱，但对小地老虎各期的生长发育都有明显的抑制作用。

2. 叶褐斑病

该病的典型症状是患病植株的叶沿叶尖向下呈黄褐色云纹状病斑，一般成叶易受害，初生心叶不易受害。少数患病较重的植株整片叶都受害枯死，但同株相邻叶片仍能正常生长。其发病特点具有明显的季节性，如贵州的白及种植地快中通常 4 月上旬至 9 月上旬为该病发生期，但仅限于叶尖部。不同种植环境下，该病的发病情况也迥异，曾令祥等于 2010 年 6 月 18 日至 7 月 16 日定点定时测量了不同种植环境的该病病斑长、病斑面积，并根据逐叶分级调查，以调查数据为基础计算发病率和病情指数，结果表明：温室盆栽白及的叶褐斑病情指数为 5.2～13.6，叶发病率为 25.8%～68.1%，株发病率为 37.0%～76.0%；田间种植白及的叶褐斑病情指数为 4.57，叶发病率为 19.3%，株发病率为 30.4%（表 4-1）。定点定时调查病斑扩展长度的结果显示：病斑 10 天的扩展长度约为 4cm，10 天后趋于平缓。说明，随种植环境的不同，此病发生程度也不同，而且温室盆栽比田间种植地发生重，但此病的危害较轻。该病需采用综合防治的策略，如在秋后对田间枯枝落叶进行彻底清除和集中烧掉，在该病发病前喷一次 1∶1∶100 的波尔多液进行保护，发病初期时则连续喷 2～3 次 50% 扑海因 800 倍液、50% 多菌灵 600 倍液或 65% 代森锌 600 倍等药剂，两次施药间隔 10 天。

表 4-1　不同种植环境白及叶褐斑病的发生情况

试验环境	病情指数	叶片发病率/%	植株发病率/%
温室盆栽试验 I	13.60	68.1	76.0
温室盆栽试验 II	5.20	25.8	37.0
田间试验（贵阳）	4.57	19.3	30.4

3. 叶斑灰霉病

该病主要危害叶片，病原学检测该病为半知菌亚门葡萄孢属（*Botrytis*）的一种真菌感染。初染病叶片呈褐色点状或条状病斑，后扩大呈褐色不规则大型病斑，多个病斑可连合成更大型的病斑，或覆盖全叶造成叶枯死。该病可使叶片过早枯死。田间湿度大时，叶背病斑易形成灰色霉层病原孢子。可通过施用不产生抗药性、可连续使用、无毒、无残留、不影响绿色有机标准的农药进行防治。

4. 菜蚜

白及开花时为菜蚜发生的重病期，该虫主要以吸取汁液的方式危害刚长出的花梢，使其萎缩、畸形，可通过花期施用防蚜虫的药进行防治，即在菜蚜集中危害的4月中旬至5月初的花期喷施吡虫啉等农药，可有效控制其发生。

5. 鼠害

鼠害也是白及生产中的一大危害，危害率为 21.59% ~ 32.28%，因此，在白及的大田种植过程中需要重视鼠害的防治。

总之，由于白及是多年生的草本地生兰，1 次栽种通常也需 3 ~ 4 年才能收获，其病虫害均应采取农业防治为主、施药防治为辅的原则，即便需要施药防治，也应以早治早防为原则。

第二节 · 白及产业开发及应用

从前面的章节中可以看出白及用途广泛，在药用、保健、药材辅料等多个方面都有广阔的应用空间，本节将简要介绍白及的应用及产业开发现状，并对白及产业的未来发展进行展望。

一、白及资源的使用现状

（一）白及饮片

因白及具有收敛止血、消肿生肌的作用，且除配伍禁忌外无毒性，是制作成中药饮片的良好药材。白及饮片取自干燥块茎，经洗净、润透、切薄片、晒干等步骤制得的片剂，呈不规则的薄片，外表皮灰白色或黄白色。切面类白色，角质样，半透明，维管束小点状，散生。质脆，气微，味苦，嚼之有黏性。随着人们对白及需求的不断拓展和深加工基材需求的日益增加，白及饮片的使用也随之增加。

近年来，中药配方颗粒和超微饮片已经成为传统饮片升级发展的另一种趋势。科技部与中医药管理局在 2017 年发布的《"十三五"中医药科技创新专项规划》中明确提出，要加强传统中药饮片炮制技术的提升和构建 100 种中药材配方颗粒的提取工艺体系并建立质量标准。因白及在中药饮片及配方颗粒中的使用越来越多，故使其成为中药处方中较为常见的品种。前期的市场调研发现，截至2017 年，我国中药饮片加工企业有 2000 多家，其中以白及为原料加工中药饮片和配方颗粒单品处方的占 25%。

（二）白及民间食谱

药膳是中医学的一个重要组成部分，不仅是中华民族历经数千年不断探索、积累而逐渐形成的一种调理身体的方式，也是宝贵的文化遗产。由于白及有着被广泛认可的收敛止血、消肿生肌功效，因此在药膳中有着十分广泛的应用且功效良好。其中，最广为人知的是白及粥，具有养胃、止血、消肿的功效，对大肠溃疡便血患者有着良好的保健与治疗效果；白及羊肝汤因具备补肝益肾、明目的功效而非常适用于患慢性肝炎的患者；白及冰糖燕窝可以补肺养阴，止嗽止血，对肺结核、肺气肿咯血者效果尤佳。通过网络查询和民间食谱整理，以白及为食材的相关民间食谱12种见表4-2，可供相关需求者进行参考。

表 4-2　白及民间食谱与功效

白及民间食谱	主要原料	功效
白及大米粥	白及粉、红枣、蜂蜜、糯米	养胃、止血、消肿，大肠溃疡便血者食用尤佳
白及牛奶饮	白及、牛奶、蜂蜜	养阴、补虚、生肌，胃及十二指肠溃疡患者使用尤佳
白及羊肝汤	白及、羊肝	补肝益肾、明目，适用于慢性肝炎患者
白及冰糖燕窝	白及、燕窝、冰糖	补肺养阴、止嗽止血，适用于肺结核、肺气肿咯血者
虫草白及蛤蚧瘦肉汤	蛤蚧、猪肉、蜜枣、冬虫夏草、白及、陈皮	可缓解迁延日久、咳嗽气喘、面色灰暗、精神不振、盗汗、耳鸣、咳痰带血等疾病的症状
白及止咳糖	白及、冰糖	补肺止咳，适用于小儿百日咳
白及黄精粥	白及、黄精、大米	滋阴润肺、止咳，春季食用宜于肺结核患者
白及荸荠煮萝卜	白及、荸荠、胡萝卜	止血健胃，降低体内氧自由基的含量，适用于高血压、动脉硬化患者
白及鸡丝粥	白及、鸡丝、菊花、鸡蛋、木耳	可缓解大便燥结、舌红、苔黄、脉弦等症状
白及枳壳粥	白及、枳壳、糯米、大枣、蜂蜜	益胃生肌、止血行气、止痛，适用于胃及十二指肠溃疡、腹胀、上消化道出血、肺结核、支气管扩张等
大蒜白及粥	白及、大蒜、糯米	抗结核，可用于临床治疗肺结核，能使病灶大部分或部分吸收
三七白及粥	三七末、白及粉、糯米、大枣、蜂蜜	补肺止血、养胃生肌，可用于治疗肺癌咯血、胃及十二指肠溃疡出血

（三）白及中药汤剂

《神农本草经》明确记载了将白及熬制成中药汤剂治病救人的事例，在我国数千年灿烂的中药发展长河中，不少古籍中记载着含白及的中药处方汤剂（见表4-3）。

表 4-3　白及主要中药汤剂处方组成及功效

汤剂名称	处方	功效主治	来源
敛溃愈疡汤	白及、黄芪、白术、菟丝子、柴胡、三七粉、木香、白矾、海螵蛸（乌贼骨）、赤石脂	健脾补肾,益气固脱,敛溃愈疡 主脾虚肾亏,气虚不固	田继胜方
芪芍及草汤	白及、黄芪、海螵蛸、白芍、甘松、鹿角胶、延胡索（元胡）、甘草	健脾益气,活血止痛,止血 主脾胃虚弱,气滞血瘀	蒋森方
养肺清肝汤	白及、生地黄、天冬、沙参、白芍、黄芩、龙胆、草决明、菊花	养肺阴,清肝热 主肝肺蕴热	齐强方
祛火外消汤	白及、地榆、侧柏叶、炒栀子、白芍、当归、生甘草	清热敛疮生肌,主汤烫油烧	《洞天奥旨》卷十二
咳喘止血汤	生地黄、功劳叶、仙鹤草、白及、百部、百合、天冬、沙参、煅花蕊石、秋石、三七粉（分 3 次冲服）	养阴清肺宁络	陈国藩方
乌附白及方	白及、乌附片、肉桂、干姜、煅瓦楞子、广木香、佛手、甘草	散寒温中,活血生肌 主中焦虚寒	余景谋方
千金漏芦汤	白及、生大黄、白蔹、甘草、赤芍、黄芩、升麻、麻黄、枳壳、栀子、当归	消散血热之痈、疔、无名肿毒	《普济方》卷二八七
止血汤	白及、生地黄、黄芪、藕节、山楂、茜草、红枣、花生衣	止血摄血 主血热脾虚	曾广鸳方

（四）精深加工及衍生产品

目前白及最大的应用仍然在医药领域,因其内含的成分丰富,还被广泛应用于烟草、化工（含美容产品）、食品等领域。同时,白及叶姿优美,花大,色艳,形态奇特,更是具有较高观赏价值的兰花。因此,白及已从传统的中药材资源发展成为药、食、保健、园艺兼用的高附加值特种经济植物（图 4-1）,市场前景十分广阔。

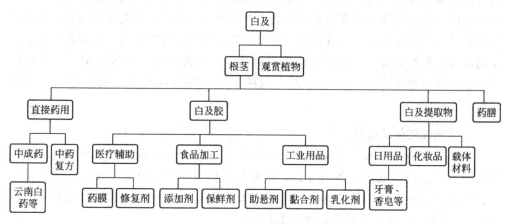

图 4-1　白及用途与产品门类

1. 含白及的中成药

含白及成分的中成药种类繁多，功效各异，相关生产厂家也遍布全国。据张曼等统计，截至 2018 年，全国以白及药材为原料的药品生产厂家共 264 家，分布在全国 31 个省市自治区。其中，吉林省以白及为原料的生产厂家最多，为 79 家，其次是云南省和陕西省，分别为 31 家和 20 家，三省份合计占全国的 49.2%。这表明我国含白及成分的中成药产地具有分布广泛又聚集的特点，即全国 31 个省级行政区都有生产，但主要集中在吉林、云南、陕西等制药强省（图 4-2A）。

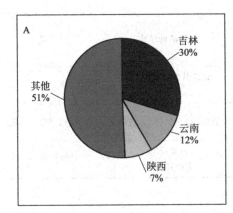 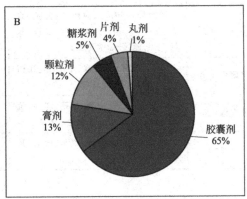

图 4-2　白及药品的产地分布与剂型分类

根据剂型，我国生产的含白及中成药主要有 6 类剂型，其中胶囊剂 102 种、膏剂（橡胶膏剂）20 种、颗粒剂 18 种、糖浆剂 8 种、片剂 7 种、丸剂 2 种（图 4-2B）。由此可见，我国白及中成药的剂型品类较全，但主要集中于胶囊剂，仍有新剂型开发的空间。根据资料显示，从获准生产和销售的白及药物品种来看，目前我国含白及成分的中成药名称及处方在国家市场监督总局备案并获得批准文号的有白及片、白及颗粒、白及胶囊、白及糖浆、少林风湿跌打膏、平肝舒络丸、安阳精制膏、阳和解凝膏、快胃片、胃康灵片、胃康灵胶囊、致康胶囊、健胃愈疡片、溃疡散胶囊等十余个品种，其中包括 157 个国药批准文号的 167 个药品本位码。

2. 含白及的保健食品

白及是被列入《可用于保健食品的物品名单》的中药材之一，因此将白及作为保健食品原料已获得法律的允许，也是拓展白及用途的重要应用之一。目前以白及为主要原料并在国家市场监督总局备案并获得批准文号的保健食品共有 9 种（表 4-4，资料来源于国家市场监督总局）。

表 4-4 9 种白及为主要原料的国产保健食品

国产保健食品名称	批准文号	保健功能
奥养安牌黄白胶囊	国食健字 G20080073	对胃黏膜有辅助保护功能
鸿宇牌为维康胶囊	国食健字 G20050396	对胃黏膜有辅助保护功能
翁德健牌参萊胶囊	国食健字 G20080508	对胃黏膜有辅助保护功能
宏雁牌舒达康胶囊	国食健字 G20060822	对胃黏膜有辅助保护功能
老来寿牌卫葆胶囊	国食健字 G20120521	对胃黏膜有辅助保护功能
维卫康牌鼎久口服液	国食健字 G20110118	对胃黏膜有辅助保护功能,对化学性肝损伤有辅助保护功能
焦长安牌元瑞胶囊	国食健字 G20070218	对胃黏膜有辅助保护功能
灵龙牌维达康胶囊	国食健字(2001)第 0312 号	改善胃肠道功能(对胃黏膜有辅助保护)
七丹牌维乐胶囊	国食健字 G20150618	对胃黏膜有辅助保护功能

3. 含白及的饲料兽药

根据《兽药典》(2015 版二部)记载,只有白及膏获得农业部兽药批准文号而得以上市销售。根据国家兽药基础信息查询系统,目前已有十多家企业生产的白及膏获得批准文号。

4. 含白及的化妆品

白及是传统美白方中的主要药物,被誉为"美白仙子",并列入《化妆品原料目录清单》中。白及块茎中含有丰富的黏液质(白及胶)、淀粉、挥发油、葡萄糖、生物碱等成分。因白及具有消斑、减肥的作用,自古以来就是美容良方,特别适合作为天然化妆品的功能组分。相关研究表明,白及葡甘聚糖能促进上皮细胞修复,直接参与受损细胞修复,具有较好的祛皱作用;白及胶外用涂搽,可消除面部痤疮留下的痕迹。根据资料显示,在国家市场监督总局备案的名称中含有白及的国产非特殊用途化妆品共有 135 种。

以白及为原料的非特殊用途化妆品生产厂家共 84 家,分布在全国 12 个省市,其中广东最多,上海次之,分别为 37 家和 11 家(图 4-3A)。获得化妆品备案编号前三位,分别为广东 78 种、浙江 10 种、北京 9 种(图 4-3B),占全国化妆品备案编号的 71.3%。显然,我国已经形成了以广东为聚集地的化妆品生产地区和市场效应。

白及作为"美白仙子",应用历史悠久,是日用化妆品的重要原料。随着现代化科学研究的不断深入,人们对天然植物白及的研究愈来愈多,白及的功效也愈来愈多地被发掘出来,现已经应用于日用化妆品中,但目前这方面的研究较少,以下是对白及在美容产品中应用功效优点的汇总整理。

(1)安全无毒、无刺激

《吴普本草》和《别录》记载白及"辛,微寒,无毒",现代药理毒理研究也证

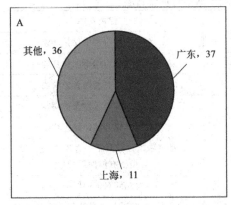
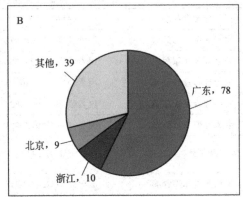

图 4-3 以白及为原料的非特殊用途化妆品生产厂家

实，通过白及天然块茎直接熬制的白及胶是无毒的，可作为无污染绿色产品添加到日化用品中。张卫明等对白及胶的安全性进行了全面研究，按以 GB7919-8《化妆品安全性评价程序和方法》对白及胶进行皮肤毒理性、安全性试验，结果表明白及胶对皮肤无刺激、无变态性反应和无毒反应，对人体也未引起明显的不良反应，作为化妆品添加剂应用是安全的。

（2）防冻疮、皲裂作用

白及的收敛、止血功效在医学美容领域也可以有广泛的开发前景。白及质地黏腻，其胶质能改善局部血液循环，促进上皮细胞修复；能止血、敛疮、润肤和生肌。在动物实验中通过从白及中提取的白及胶制成一定厚度的膜剂，敷于出血点或面，马上与创面融合，难以剥离，看出白及胶具有较强的黏附力，且接触伤口的一面熔融，不接触的一面仍然保持原状，起到迅速止血、防止感染的作用。白及提取物还被实验证明具有缩短凝血时间、抑制肌体对纤维素的溶解作用，可迅速形成人工血栓，不仅常用于外伤止血，对内脏出血也有较好的效果。芮海云等认为白及胶的收敛、止血功能与白及中性多糖的抗氧化作用有密切关系，陈德梨等认为白及有明显的促进角质形成细胞作用，这种促游走作用对治疗皮肤创伤、止血和早期愈合有重要影响，进一步说明白及胶直接参与了受损组织或细胞的修复和代谢过程。因此，将白及胶加入防冻、防裂化妆品中，能改善局部血液循环，促进上皮细胞修复，能止血、敛疮和润肤，对治疗和防止皮肤冻疮和皲裂均有明显的作用。

（3）延缓皮肤衰老

人体在正常生理条件下，机体内自由基的产生与消除处于动态平衡，一旦这种平衡被破坏，机体将随之产生过量的自由基，而自由基的氧化作用可引起细胞的损伤和死亡，致使皮肤衰老、产生皱纹。因此，消除体内过量的自由基是延缓皮肤衰老的重要途径，芮海云等认为白及中性多糖有明显的清除自由基的能力，随着多糖浓度的升高，其清除作用也逐渐增强，呈量效关系，相对而言，其清除活性较维生素E更高。因此，将白及胶加入抗衰老营养化妆品中，可补充肌肤营养，消除体内过量的自由基，延缓肌肤衰老。

（4）日化用品的增稠、悬浮、保湿、助乳化剂

白及胶具有特殊的黏度特性，其理化性能与阿拉伯胶和黄蓍胶类似，可作为增稠剂、悬浮剂、保湿剂和助乳化剂应用于化妆品中，具有良好的效果。

依据上述功效特点，已将白及开发出了数十个日化用品，其中防冻防裂霜、抗衰老营养霜、抗皱洗面奶等产品已获得临床验证和市场的广泛认可。

总之，通过分析白及中提取的白及胶等成分的药理功能与药剂特性，发现白及具有收敛、止血、延缓皮肤衰老、增稠、悬浮、保湿和助乳化等功能，这对白及在化妆品中的产品研发奠定了良好的研究基础，进一步的临床研究证实白及对治疗和防止皮肤冻疮和皲裂、促进血液循环、改善皮肤营养状况及防止皱纹产生有明显疗效，且无副反应和毒性，这更是为白及的日化产品研发打开了一片广阔的天地。通过挖掘和利用白及在化妆品等日化产品中的应用潜力，一方面可有效助推化妆品真正成为"天然化妆品"，符合当今世界"化妆品回归自然"的发展新趋势，另一方面，可拓展白及的产品链，推动其白及二、三产业体系的建立与发展，构建起一个稳固而有生命力的白及产业体系，使得白及能更多、更好地为人类服务。

二、园林园艺

白及在我国主要作为药用植物而被广泛种植，作为园林花卉应用的栽培却极少。而西方国家主要将白及作为观赏植物栽培。白及花大色艳，自身具有较高的观赏价值，若作为园林植物，在我国会有广阔的应用前景。

三、新生物材料

可溶性微针是一种新型的生物材料，它常由水溶性高分子材料制成，微针进入皮肤后降解释放出内部的药物，治疗过程中不伤及真皮层内的神经和血管，所以患者无痛感，给药区域皮肤愈合快。白及多糖因其良好的水溶性、材料强度及其止血、抗菌、促伤口愈合的活性，被认为是制作可溶性微针的良好材料。由白及多糖制成的可溶性微针可以将药物递送到皮肤中，并且随着时间的推移逐渐释放包埋的药物。与常规透皮贴剂和皮下注射相比，这种白及多糖微针造成的皮肤创口极小，可防止生物危害性尖锐废物残留在皮肤中。

有研究报道合成了聚乙烯醇与白及混合的生物敷料，该材料充分利用了白及在止血和伤口愈合过程中的药理活性，从而加速烫烧伤伤口、择期手术伤口等急性伤口的愈合。与普通的敷料相比，其具有更良好的拉伸和抗撕裂性能，还具有较好的

吸收性能，可以吸收从伤口中渗出的血液和组织液。还有研究报道利用白及提取物与京尼平交联壳聚糖复合制成了一种新型伤口敷料，具有良好的生物相容性和机械性能。研究表明，伤口敷料中的白及提取物可以促进 L929 成纤维细胞的生长，而京尼平交联壳聚糖可以为细胞的生长提供附着与支持。

白及还被用作成膜材料。白及胶液质黏无毒，是优良的天然高分子成膜材料。目前以甲壳胺和白及胶为成膜材料制备了甲硝唑药膜，该药膜柔软透明，具有一定的强度，还可通过调整膜材料配比改变载药膜的药物缓释性能。市场上已生产使用的复方养阴生肌双层膜、面层（速释层）均以白及胶为成膜材料，该膜能在体液中快速溶化，达到速效的作用。

基于白及多糖的物理特性，白及还可用作助悬剂。为了增加混悬剂的物理稳定性，常常需要在制备时加入可以增加分散剂黏度的助悬附加剂，由于白及胶中的多糖成分本身有着很好的黏性，因此可作为安全性好的植物高分子助悬剂。

如前所述，由于白及胶中的白及多糖有着较强的物理黏性，可有效增加乳剂的稳定性，从而可用作很好的天然乳化剂。在该应用中，白及胶拥有较强的乳化属性，能显著降低油水两相之间的表面张力，帮助乳滴周围产生牢固的乳化膜，从而形成油水两相型乳剂。

在工业方面，白及还可用作染布的黏合剂、卷烟条黏合剂、野山参断须修复剂、中国字画装裱黏合剂以及胃肠镜检查时的保护剂等。

四、白及的产业困境与发展前景

（一）产业困境

虽然白及在我国已有了上千年的应用历史，具有极高的药用价值和市场潜力，然而由于人们的资源保护意识不强，随意挖采的现象屡见不鲜，野生白及资源的濒危形势依然十分严峻，加上资源系统梳理仍亟待开展、优良品种仍匮乏、人工种植技术体系推广的普及面和规范性依然不足，供不应求仍旧是制约白及产业发展的重要瓶颈因素。在市场方面，假冒伪劣或以次充好的现象仍普遍存在，品质标准的不健全与不稳定直接影响了产业的健康持续发展。

1. 野生资源短缺，品种参差不齐

尽管经历了 2018 年前价格持续飞涨下推动的种植盲目扩张，但能有实际产出的白及仍然很少，品质优良的更是稀缺，因此我国当前白及的产量仍然难以满足市场需求。人工规模化种植前，连年的掠夺式采挖和天然生境的日益恶化，致使野生白及分布范围逐年缩小，濒临灭绝，已被国家列为重点保护的野生药用植物之一。人工栽培的白及品种混杂，产量相差大，种植适应性不一，品质也参差不齐。

2. 品质难控制，质量无控制标准

白及在引种后发生变异和退化等现象，导致白及品质不稳定。农户长期反复地分株栽培，而白及本身因环境自身等原因在不断发生变异，逐年退化，种质无法保证其生长性能和药用性能。因此，需要加强对白及品种选育的研究。近年来，已有选育的白及优良品种问世，加上日渐成熟的组培快繁技术，大规模、高品质的白及种植基地将越来越多。由于白及的化学成分复杂以及药效价值的多样，在白及的质量标准控制方面，并没有对药理活性相关指标成分进行质量控制，国内外研究大多通过测定白及中多糖的含量控制白及的质量。有关白及药材中其他有关成分的含量测定较少报道，而以多糖为测定指标控制白及的质量，远远不能满足白及质量标准控制的要求。吴德喜的研究认为，人工种植白及的氨基酸和矿质元素含量均低于野生白及。考虑到白及产业的局限性，白及质量的控制和制定质量检测标准有待更深入的研究。

3. 园林绿化应用较少

白及作为兰科多年生块茎类花卉，可用来布置花坛和作为室内观赏花卉，但目前国内园林绿化中应用较少，特别是很难看到用来布置花坛，这可能与其近年来的价格攀升而造价过高有关。相反，西方国家将白及作为观赏植物广泛栽培，而且培育了很多观赏价值高的园艺品种，如 *B. striata* Junpaku、*B. striata* Tri-Lips、*B. striata* Murasaki Shikibu、*B. striata* Soryu 等。

（二）发展前景

随着白及人工种植和组织培养技术的快速发展，白及质量会逐渐提高，同时相关产业部门加大宣传力度，可以让大家更加了解和熟悉白及的作用。白及自身也具有较高的观赏价值，在许多方面都有巨大的发展潜力，具备将白及打造成为药、饮、保健、园艺兼用的高附加值特种经济植物。

1. 加强种质资源保护，加快优良品种选育

种质资源是植物栽培的物质基础，是选种育种能否取得突破的关键。因此，建立白及基因种质保存圃，可为白及栽培提供优质种源，也可有效保护野生资源。人工选育和种质创新是获得优质高产白及栽培品种的有效途径，也是提高白及商品品质的根本保证。

2. 加强种源选择和提高种植技术

种植白及是一项低投入、高产出的农业项目，但其采收期长达 3～4 年，也增加了投资风险。因此，种植的白及品种应选择中国药典中指定的白及为种源，并应尽可能选择产量高、适宜当地栽培的白及品种。进行白及规模化栽培时，可根据种植户自身的经济条件选择成熟的分株种苗或组培幼苗。

　　种植技术的提高可通过施氮、磷、钾配方肥，有机肥料以及生物菌肥和白及专用肥等来实现。其中，白及专用肥是根据白及的需肥特性及其种植地区的土壤类型而专门配制的肥料，例如：赵章德运用酒糟、动物粪便、菌渣、草木灰、枯草芽孢杆菌等混合制成的新型白及专用肥，经过多年的推广实践证实，该肥料能够增加白及产量30％以上，且可以有效改良土壤结构，节省人力、物力。冯发方研发出一种白及种植专用基肥，由白及药渣、细土、锯木粉和腐殖酸类物质混合而成，通过废弃白及药渣内有效成分的再次利用，提高白及有效药物成分含量，增加白及的药性及产量。该专用基肥是一种促进白及生长、增加白及药用价值的复合肥料，对白及的药性有很大的影响。

3. 加强品质控制和质量标准研究

　　加强白及品质控制技术研究，包括品种来源、栽培管理、病虫害防治和炮制加工等。由于以多糖为测定指标来控制白及的质量不能满足白及质量标准控制，今后还应该加快白及相关指标成分或者特征成分的研究，为白及质量标准的制定打下基础。

4. 加快白及野外仿野生种植技术研究

　　有报道显示，野生白及的种群数量正以10％～15％的速度逐年递减，分布范围逐年缩小。随着白及组培快繁技术的成熟与广泛应用以及规模化仿野生种植技术的推广，为野生资源的有效保护提供了技术保障，也有助于将有优良禀赋的资源应用于生产实践，为产业的发展奠定坚实的原材料基础。

5. 加强生态旅游、增加经济收入

　　作为典型的兰科植物，白及花色艳丽，花型独特，姿态秀雅，花期较长；花色丰富，有紫红、白、粉等色，同属植物还有黄花白及等，具有很高的盆栽和园林园艺观赏价值。在大面积的连片种植中，可通过规划花种、花色搭配，打造成适于花海旅游的景点，从而为白及药材种植附加收入，提高种植户的经济效益。

6. 培育构建医疗器械产业

　　白及有着良好的收敛止血和消肿生肌功效，极具开发成医疗器械相关产品的潜力，开发生产止血绷带、创可贴等产品，可进一步挖掘白及的用途，拓宽白及的产业链。

7. 加快白及洗浴产品研发

　　白及提取物具有广谱抗菌、抗过敏、抗痒、消炎、止血等功效，现代人饮食结构中的肉食比例大增，传统牙膏已不能清除口腔异味、修复牙齿磨损，白及功能性牙膏恰逢其时。以白及为原料的安全洗浴产品也具有广大的市场空间。

参 考 文 献

[1] 姚斌. 中药白及名称沿革考. 文史杂志, 2016, (06): 112-115.

[2] 王能河. 魏晋南北朝时期的医学教育. 云南中医学院学报, 2006, (01): 43-44+47.

[3] 中国科学院中国植物志编辑委员会. 中国植物志. 北京: 科学出版社, 2004: 1044.

[4] 祝之友. 白及的鉴别要点. 中国中医药现代远程教育, 2016, 14 (12): 97.

[5] 吴梅, 田守征, 郑永仁, 等. 白及苦味成分的分离、鉴定及抗炎药效学初研. 时珍国医国药, 2019, 30 (02): 372-374.

[6] 翟萌, 马逾英, 郑光雅, 等. 市售白及与三种混伪品的对比鉴别. 成都中医药大学学报, 2012, 35 (03): 53-56.

[7] 徐国钧, 徐璐珊. 中药材粉末显微鉴别. 北京: 人民卫生出版社, 1986: 220.

[8] 王龙, 胡海波, 钱涛. 白及真伪品的性状与显微鉴别. 时珍国医国药, 2017, 28 (07): 1657-1659.

[9] 郑梦迪, 胡琳, 李伟泽, 等. 不同产地白及饮片与伪品水白及饮片的比较研究. 中医药导报, 2018, 24 (22): 42-44.

[10] 国家药典委员会 2010. 中华人民共和国药典 (一部) [M]. 北京: 中国医药科技出版社.

[11] 陈士林, 姚辉, 韩建萍, 等. 中药材 DNA 条形码分子鉴定指导原则. 中国中药杂志, 2013: 141-148.

[12] 罗颖, 赵之丽, 陈科力, 等. 基于 ITS2 序列鉴定白及与其伪品小白及. 世界科学技术-中医药现代化, 2017, 19 (05): 841-845.

[13] 陈美君, 李峰庆, 吕蒙, 等. 白及与其混伪品 ITS2 序列二级结构比较与鉴别. 中国实验方剂学杂志, 2017, 23 (15): 46-52.

[14] 赵丹, 周涛, 江维克. 基于位点特异性 PCR 的白及快速鉴定研究, 世界中医药学会联合会中药鉴定专业委员会第二届学术年会论文集. 2015: 173-179.

[15] 夏委. 中药有效成分提取方法研究进展. 中国药业, 2016, 25 (09): 94-97.

[16] 刘光斌, 黄忠, 黄长干, 等. 白及多糖提取工艺的研究. 中国现代应用药学, 2007, 24 (004): 289-291.

[17] 程安媛. 新型胃黏附材料——白及多糖的制备及膜黏附性体内外评价 [D]. 重庆: 重庆医科大学, 2008.

[18] 董建新, 俞涵, 姜伟, 等. 响应面法优化白及多糖的提取和醇沉工艺. 基因组学与应用生物学, 2019, 38 (08): 3681-3689.

[19] 陈美君. 中药白及品质评价研究 [D]. 成都: 成都中医药大学, 2017.

[20] 刘煜, 韩伟. 超声辅助提取白及多糖的研究. 机电信息, 2017, (32): 35-40+59.

[21] 宋志姣, 汤丹, 李悦, 等. 小白及多糖提取、脱蛋白工艺及抗氧化性研究. 天然产物研究与开发, 2019, 31 (08): 1317-1325.

[22] 朱富成, 罗书岚, 郑宣, 等. 大别山白及多糖酶法辅助提取及活性研究. 天然产物研究与开发, 2020, 32 (08): 1389-1395+1323.

[23] 吴威, 赵天明, 张振, 等. 白及中天然化合物的酶解法提取. 江苏农业科学, 2017, 45 (17): 175-178.

[24] 孙达峰, 史劲松, 张卫明, 等. 白及多糖的连续逆流提取的工艺研究. 中国野生植物资源, 2006, (05): 34-35+43.

[25] 裴月湖, 娄红祥. 天然药物化学 (第 7 版), 北京: 人民卫生出版社, 2016: 441.

[26] 潘胤池. 白及液体悬浮培养体系的建立及次生代谢产物的测定 [D]. 遵义: 遵义医科大学, 2019.

[27] 韩广轩，王立新，张卫东，等．中药白及化学成分研究（Ⅱ）．第二军医大学学报，2002，23（9）：1029-1031.

[28] 马先杰，崔保松，韩少伟，等．中药白及的化学成分研究．中国中药杂志，2017，42（08）：1578-1584.

[29] 吕婉婉，赵明，秦慧存，等．白及花花青素测定与体外抗氧化活性研究．2017，36（12）：5269-5276.

[30] Debieu D，Gall C，Gredt M，et al. Ergosterol biosynthesis and its inhibition by fenpropimorph in *Fusarium* species. Phytochemistry，1992，31（4）：1223-1233.

[31] Bae JY，Lee JW，Jin Q，et al. Chemical Constituents Isolated from Bletilla striata and Their Inhibitory Effects on Nitric Oxide Production in RAW 264. 7 Cells. Chem Biodivers，2017，14（2）.

[32] 孙爱静，庞素秋，王国权．中药白及化学成分与药理活性研究进展．环球中医药，2016，9（4）：507-511.

[33] 李子云．白及止血验方．家庭科技，2009，（12）：18.

[34] 万大群，赵仁全，刘海，等．白及的成分、药理作用和临床应用研究进展．中国药业，2017，26（02）：93-96.

[35] 彭锐，程杰，郑启新，等．明胶/白及胶载药敷料的抗炎镇痛药效学研究．中国中医骨伤科杂志，2004，12（6）：15-17.

[36] 林卫红．白及雾化吸入治疗咯血症疗效观察．上海中医药杂志，2012，（11）：51-52.

[37] 饶文龙，张浩，张熹玮，等．白及药理作用研究进展．上海中医药杂志，2015，（08）：97-99.

[38] 黄作喜，肖小君，张杨，等．白及假鳞茎的采收与贮藏保鲜技术．江苏农业科学，2014，42（10）：276-277.

[39] 芦金清，张亚东．白及胶的实验研究．中成药，1996，018（012）：2-3.

[40] 张洁，张卫明，史劲松，等．白及葡甘聚糖在医药中的研究进展．高分子通报，2010，（09）：52-57.

[41] 王玮．白及止血粉的研制及其止血性能的研究［D］．广东药学院．2015.

[42] 吕洪乐，张同华，李倩．白及多糖药理作用的研究进展．中国药房，2015，26（28）：4014-4016.

[43] He X，Wang X，Fang J，et al. Bletilla striata：Medicinal uses，phytochemistry and pharmacological activities. Journal of Enthnopharmacology，2017，195：20-38.

[44] 孙剑涛，张峻峰，王春明．新型血管内液体栓塞剂中有效组分的体外促凝血作用研究．实用临床医药杂志，2006，（07）：59-61.

[45] 武桂娟，刘泓雨，王红，等．白及多糖对正常小鼠出、凝血时间影响的实验研究．黑龙江中医药，2011，40（03）：49-50.

[46] 董莉，董永喜，刘星星，等．白及多糖对大鼠血小板聚集、凝血功能及 TXB—2、6-keto-PGF_（1α）表达的影响．贵阳医学院学报，2014，39（04）：459-462.

[47] 徐思清．白及的止血作用及其临床应用．内蒙古中医药，2014，33（31）：94.

[48] 刘珈羽．白及粉末饮片质量标准研究［D］．成都中医药大学．2018.

[49] 葛雯，陈宏降，罗益远，等．白及多糖的研究进展．人参研究，33（3）：5.

[50] 李翠丽，王炜，张英，等．中药多糖提取、分离纯化方法的研究进展．中国药房，2016，（27）：2700-2703.

[51] 王巍，程明和，高静，等．白及止血海绵止血作用的实验研究．药学实践杂志，2016，34（01）：32-35+65.

[52] Zhang Q，Qi C，Wang H，et al. Biocompatible and degradable Bletilla striata polysaccharide hemostasis sponges constructed from natural medicinal herb Bletilla striata. Carbohydr Polym，2019，226：115304.

[53] Chen J，Lv L，Li Y，et al. Preparation and evaluation of Bletilla striata polysaccharide/graphene oxide composite hemostatic sponge. Int J Biol Macromol，2019，130：827-835.

[54] 陆波，徐亚敏，张汉明，等．白及不同提取部位对家兔血小板聚集的影响．解放军药学学报，2005，(05)：330-332.

[55] 赵菲菲，杨馨，徐丹，等．白及非多糖组分的止血作用及其机制的初步研究．中国药理学通报，2016，32 (08)：1121-1126.

[56] 胡雨涛，徐伟，谢珺，等．中药白及止血作用及其应用的研究进展．药物资讯，2021，10 (3)：152-157.

[57] 张龙霏，胡晶红，张永清．白及药理研究进展．中国现代中药，2014，16 (01)：83-86＋89.

[58] 宋璟璐，王龙，韩凤娟．白及作为抗肿瘤药物的回顾性分析．中医药信息，2013，30 (03)：148-150.

[59] 周美，万科，马凤伟，等．响应面法优化白及多糖酶解工艺及其抗氧化，免疫活性研究．食品研究与开发，2020，041 (010)：128-135.

[60] Wasser SP. Current findings, future trends, and unsolved problems in studies of medicinal mushrooms. 89 (5)：1323-1332.

[61] Cheng KC, Huang H-C, Chen J-H, et al. Ganoderma lucidumpolysaccharides in human monocytic leukemia cells: from gene expression to network construction. 8 (1)：411-410.

[62] Zhou X, Lin J, Yin Y, et al. Ganodermataceae: natural products and their related pharmacological functions. Am J Chin Med，2007，35 (4)：559-574.

[63] Zhu XL, Lin ZB. Effect of Ganoderma lucidum polysaccharides on cytokine-induced killer cells proliferation and cytotoxicity. Acta Pharmacologica Sinica，2005，26 (9)：1130-1137.

[64] 田龙飞，刘满仓．中药白及化学成分、药理作用及临床应用研究进展．养生保健指南，2020，(25)：53.

[65] 曹俊敏．白及地上部分抗肿瘤作用实验研究 [D]．浙江中医药大学．2016.

[66] Qian J, Vossoughi D, Woitaschek D, et al. Combined transarterial chemoembolization and arterial administration of Bletilla striata in treatment of liver tumor in rats. World Journal of Gastroenterology，9 (12)：2676-2680.

[67] 左霞，常明泉，陶平德，等．白及在肿瘤治疗中的应用．中南药学，2015，(1)：58-60.

[68] 孙爱静，庞素秋，王国权．白及化学成分的分离及其抗肿瘤活性．中国医药工业杂志，2016，47 (01)：35-38.

[69] 孙爱静，庞素秋，王国权．白及化学成分与抗肿瘤活性研究．中国药学杂志，2016，51 (02)：101-104.

[70] 冯敢生，李欣，郑传胜，等．中药白及提取物抑制肿瘤血管生成机制的实验研究．中华医学杂志，2003，(05)：63-67.

[71] 夏向文，李欣，冯敢生，等．中药白及提取物作为基因载体的制备与表征．中国药学杂志，2008，(18)：1369-1373.

[72] 白及抗肿瘤作用研究简报．武汉医学院学报，1978，(02)：114-115.

[73] 刘逢芹，余晓东．白及栓塞剂在抗肿瘤中应用．时珍国医国药，1999，(04)：63.

[74] 杨建勇，冯敢生．中药白及作为栓塞剂运用于骨骼肿瘤的治疗．放射学实践，1996，011 (002)：63-66.

[75] 叶欣，徐伟，谢珺，等．白及的化学成分、药理作用及其应用的研究进展．中医学，2021，10 (3)：465-474.

[76] 杨晓杰，王瑶，孙百良，等．三种药用植物多糖体外抗氧化性对比．基因组学与应用生物学，2017，36 (12)：5296-5301.

[77] 乔凤云，陈欣，余柳青．抗氧化因子与天然抗氧化剂研究综述．科技通报，(03)：52-56.

[78] 黄进，李娅，邱丽莎，等．不同干燥方法对白及花营养成分和抗氧化活性的影响．中国医院药学杂志，

2017，37（19）：1942-1946.

[79] 孔令姗. 白及多糖的提取与功效研究［D］. 上海：上海应用技术学院. 2015.

[80] 董燕婧，程访，许小珍，等. 白及内生真菌的分离鉴定及其胞外多糖的抗氧化活性分析. 中国实验方剂学杂志，2018，24（14）：24-28.

[81] 蔡年春，李亚男，等. 六种中药提取液的抑菌杀菌作用研究，2009；19（B）：130-131.

[82] Zhang C，Ning D，Pan J，et al. Anti-Inflammatory Effect Fraction of Bletilla striata and Its Protective Effect on LPS-Induced Acute Lung Injury. Mediators of Inflammation，2021（3）：1-16.

[83] Li HY，Shi ZZ，Shu LF，et al. Research on the Anti-Pulmonary Fibrosis Effect of the Bletilla striata Polysaccharide in Rat Silicosis Model. Zhong Yao Cai，2016，39（7）：1638-1642.

[84] 吕迪，李伟平，潘平，等. 白及块茎和须根抑菌作用的研究. 中国实验方剂学杂志，2013，19（05）：212-216.

[85] 刘福强，王艳萍，韩丹，等. 白及多糖的提取及其相对分子质量测定和结构研究. 中成药，2013，35（10）：2291-2293.

[86] 彭成，万峰，彭芙，等. 白及乙酸乙酯提取物的用途. CN103933350A. 2012-12-31.

[87] 彭芙，万峰，熊亮，等. 白及不同提取部位抗耐甲氧西林金黄色葡萄球菌的体内外活性. 中国实验方剂学杂志，2013，19（17）：217-220.

[88] 严伟，黎霞，张宏，等. 一种白及乙酸乙酯提取物及其用途. CN106963881A. 2017-05-15.

[89] 韩广轩，孙义华，罗晓静. 中药白及药理作用及临床应用进展. 药学实践杂志，2004，（04）：215-217.

[90] 陶阿丽，金耀东，刘金旗，等. 中药白及化学成分、药理作用及临床应用研究进展. 江苏农业科学，2013，41（11）：6-9.

[91] 陈玉，张晓芳，朱剑东. 五倍子、白及、龙胆草对变形链球菌影响的研究. 临床口腔医学杂志，2008，（03）：147-148.

[92] 俞杭苏，代斌玲，钱朝东，等. 白及须根化学成分及其体外抗菌活性研究. 中药材，2016，39（003）：544-547.

[93] 马瑞，黄莉莉，夏文薇，等. 复方中药制剂对感染根管常见细菌生物膜的作用. 上海口腔医学，2010，19（04）：415-418.

[94] 赵文昌，宋丽军，许健煌. 天然高分子白及多糖在药物制备中的应用. 今日药学，2010，20（03）：2-3.

[95] Nuutinen J，Alanen E，Autio P，et al. A closed unventilated chamber for the measurement of transepidermal water loss. Skin Research & Technology，2003，9（2）：85-89.

[96] Bonacucina G，Martelli S，Palmieri GF. Rheological，mucoadhesive and release properties of Carbopol gels in hydrophilic cosolvents. International Journal of Pharmaceutics，282（1-2）：115-130.

[97] 武桂娟，赵伟丽，赵楠，等. 白及多糖对大鼠乙酸性胃溃疡治疗作用及机制的探讨. 黑龙江中医药，2012，41（02）：50-52.

[98] 夏金根. 白及虎杖烧伤胶的制备及临床应用. 首都医药，1999，（11）：30.

[99] 王庆，刘曦明，徐峰. 白及胶对大鼠皮肤成纤维细胞 VEGF mRNA 表达的影响. 中国中医骨伤科杂志，2006，14（004）：15-16.

[100] 吕小波，黄春球，武正才，等. 白及多糖对胃溃疡大鼠防治作用的实验研究. 云南中医学院学报，2012，35（01）：30-32+45.

[101] 瞿燕，张晨，廖祯诚，等. 白及多糖应用于医用生物材料的探讨. 中药与临床，2017，8（05）：54-58.

[102] 施伟民，高飞，沈亮亮，等. 中药白及和地榆对角质形成细胞游走的不同影响. 同济大学学报（医学

版），2004，025（004）：275-277.

[103] 孙仁山，陈晓红，程天民，等．白及对大鼠创面愈合几个要素的影响．中国临床康复，2003，(29)：3927-3929.

[104] Wang CX, Han W, Tang X, et al. Evaluation of Drug Release Profile from Patches Based on Styrene-Isoprene-Styrene Block Copolymer: The Effect of Block Structure and Plasticizer. 13 (2): 556-567.

[105] 仇树林，王晓，韩胜，等．白及胶载外源性 rhEGF 对创面中羟脯氨酸含量的影响．中国美容整形外科杂志，2007，(05)：380-382.

[106] 史珍珍，徐正虹，付宇航，等．白及须根醇提物抗胃溃疡作用研究．陕西中医学院学报，2015，38 (01)：63-65＋89.

[107] 万大群，赵仁全，刘海，等．白及的成分、药理作用和临床应用研究进展．中国药业，2017，02 (2)：93-93.

[108] 曾静，王刚，常明泉，等．新型防皲裂剂瑰及乳膏治疗手足皲裂症临床观察．中国麻风皮肤病杂志，2012，(05)：377-378.

[109] 张腾，庄朋伟，赖晓艺．"半蒌贝蔹及攻乌"反药配伍组合的急性毒性研究．中草药，2013，44 (17)：2442-2445.

[110] 刘帅，李妍，李卫飞．乌头类中药毒性及现代毒理学研究进展．中草药，2016，47（22）：4095-4102.

[111] 刘文江，李凤双，程桂香．白及胶的质量标准及毒理研究．中成药，1992，(6)：18-19.

[112] 曹建国．白及胶研究概况．江西中医学院学报，1996，(3)：45-46.

[113] 张卫明，马世宏，顾龚平．白及多糖胶皮肤毒理学安全性评价研究．中国野生植物资源，2003，22 (5)：61-63.

[114] 冯燕平．浅谈中药炮制品的一些问题．中国中医药现代远程教育，2010，24 (15)：59-61.

[115] 张月霞，陈汝平．刍谈炭药炮制．菏泽医专学报，1993，(3)：56-57.

[116] 邹节明，王力生．中药炮灸品的命名方法及存在问题．中国中药杂志，2005，30 (11)：878-880.

[117] 傅博，李京玉．浅谈影响中药材质量的因素．中国农村卫生，2016，(6)：43.

[118] 张曼．不同生产方式对白及品质的影响 [D].浙江农林大学.2019.

[119] 曾颂．白及不同炮制品对家兔胃黏膜保护作用的研究．中国医药导刊，2012，14 (05)：866＋868.

[120] 连德明．中药炮制对中药质量及药效的影响．中医临床研究，2017，9 (17)：118-119.

[121] 汤小平．浅谈中药炮制质量分析方法与药效评价．中国处方药，2015，13 (5)：56-57.

[122] 宋智琴，杨平飞，刘海，等．白及适宜加工贮藏方法．贵州农业科学，2019，47 (4)：121-124.

[123] 林立．白及种质资源评价及种子种苗质量标准研究 [D].贵阳：贵州大学.2019.

[124] 中国科学院中国植物志编辑委员会．中国植物志（第18卷），1999：50.

[125] 张新秦，周涛，肖承鸿，等．贵州不同产地白及品质综合评价．中药材，2020，(2)：368-373.

[126] 周海婷，陈志敏，赵永峰，等．不同产地白及野生品与栽培品质量比较研究．亚太传统医药，2019，15 (3)：50-54.

[127] 王心好．白及治气胸、肺结核、面神经麻痹．中医杂志，1997，(7)：391-392.

[128] 张健臣，李冬云．白及外治面瘫疗效观察．中医外治杂志，1995，(2)：10.

[129] 蔡慧敏，蔡慧芳，陈明月，等．加味牵正散穴位贴敷联合针灸治疗周围性面瘫 40 例．中医研究，2013，26 (9)：50-53.

[130] 中华医学会创伤学分会神经损伤专业组，中华医学会神经外科学分会颅脑创伤专业组．颅脑创伤后应激性溃疡防治中国专家共识．中华神经外科杂志，2018，34 (7)：649-652.

[131] Wijdicks EF. Cushing's ulcer: the eponym and his own. Neurosurgery, 2011, 68 (6): 1695-1698; discussion 1698.

[132] 何国龙.白及、洛赛克联合治疗重型颅脑损伤合并应激性溃疡 40 例疗效观察.陕西中医学院学报，2000，(5)：24.

[133] 詹锡康，柳隆华，麦名裕，等.白及糊对重型颅脑损伤并消化道出血治疗作用的探讨.中山医科大学学报，2002，(S1)：106-107.

[134] 姚淑芳，尤群生，李来秀.大黄、白及、三七粉治疗脑卒中继发上消化道出血 200 例.陕西中医，2006，(11)：1342-1343.

[135] 陈利民，支文勇，杨学照.大剂量白及粉治疗脑外伤后并发重症胃肠道大出血.苏州大学学报（医学版），2002，(1)：43.

[136] 庄鸿贤，陈万选.白及治疗瘘废不用.中医杂志，1997，(9)：517.

[137] 陈向荣，杜菊梅，张磊，等.三七白及散对基底节区、丘脑出血患者胃黏膜灌注及应激性溃疡发生率的影响.中医药导报，2018，24 (18)：96-98.

[138] 何秀丽，陈林，常明泉，等.复方白及乳膏治疗手足皲裂的疗效观察.药学与临床研究，2013，21 (6)：648-650.

[139] 仲伟巍，朱久林，吴群，等.外伤灵喷雾剂的制备及疗效观察.山东中医杂志，2007，(9)：639-640.

[140] 王俊杰，李伏燕，李薇，等.当归、白及外用联合特定电磁波治疗器防治 I 期压疮的临床研究.检验医学与临床，2014，11 (9)：1217-1218.

[141] 王娜，柳越冬.浅谈炎性外痔的治疗.中国实用乡村医生杂志，2012，000 (002)：31-32.

[142] 韩兰桥，张仲源.白及在外治中的应用.时珍国医国药，2000，(5)：477.

[143] 袁今奇.妙用白及治疗区创面.中医杂志，1997，(5)：263-264.

[144] 周宁.创灼膏的临床应用分析.中国中医药咨讯，2010，2 (12)：77.

[145] 刘芸.中药面膜治疗面部痤疮疗效观察.中医药临床杂志，2007，19 (5)：478.

[146] 王辉，程志英.中药面膜治疗面部痤疮的疗效观察.中国医院药学杂志，2009，29 (1)：53-54.

[147] 李定文，袁轶峰，贺菊乔.痤疮面膜治疗寻常型痤疮 40 例临床观察.中医药导报，2007，(5)：65-66.

[148] 杨梅，王丽梅，杨国华.中药面膜配合辨证治疗黄褐斑 55 例.陕西中医，2010，31 (11)：1483-1484.

[149] 陈芳，马朝晖，常明泉，等.白及多糖乳膏治疗黄褐斑 105 例.医药导报，2020，39 (12)：1708-1709.

[150] 李时珍.本草纲目部（第十二卷）.中国档案出版社，1999：765-766.

[151] 沈洁.白及在美容美白产品中的应用研究.健康必读，2019，(36)：71.

[152] 王洪真，王洪芬，郑德茹.白及护膜膏治疗放射性口腔炎临床观察.中国误诊学杂志，2008，(14)：3334-3335.

[153] 安小斌，康劭雪，李英，等.白及改良型牙周塞治剂的临床应用.包头医学院学报，2016，(2)：79-80.

[154] 何春桂，蔡玉兰，陈顺珍，等.天星木根合白及汤含漱防治白血病化疗性口腔炎的效果观察.广西医学，2012，34 (10)：1432-1433.

[155] 刘宝刚，孙海霞，齐大平.云南白药、白及涂膜剂治疗口腔溃疡 30 例临床观察.实用中西医结合临床，2006，6 (3)：65-66.

[156] 齐红艳.中西医结合治疗老年自发性气胸 25 例.贵阳医学院学报，2002，(3)：247-248.

[157] 关芳，李逢春，郝伟.乌贝将军止血汤治疗冠心病合并上消化道出血 38 例.陕西中医，2008，(6)：658-659.

[158] 王瑞斌，沈秋华.白及善治鼻窦炎.中医杂志，1997，(4)：199.

[159] 康健，王桂敏．白及膏治疗鼻衄．中医杂志，1997，(5)：263.

[160] 杨静波，赵世春，付颖，等．致康胶囊联合微波治疗鼻出血．航空航天医药，2004，(4)：203-204.

[161] 周凤林．肺科良药属白及．中医杂志，1997，(6)：325-326.

[162] 吴佩珍，宋为真．白及治疗难治性咯血．中医杂志，1997，(7)：389-390.

[163] 黄新华．白及为止咳良药．中医杂志，1997，(6)：326.

[164] 潘建华．白及补肺生肌，可治气胸．中医杂志，1997，(6)：327.

[165] 康庄，李洪芳，王和，等．中药白及凝胶治疗肺外结核及空洞型肺结核的临床观察．河北医药，2012，34 (11)：1731-1733.

[166] 崔志杰．中西医结合治疗内科急症探讨．当代临床医刊，2017，30 (2)：2936-2937.

[167] 陈新君．三七白及散配合四联疗法治疗消化性溃疡疗效观察．中国继续医学教育，2018，10 (18)：141-143.

[168] Yang X，Tang C，Zhao P，et al. Antimicrobial constituents from the tubers of Bletilla ochracea. Planta Med，2012，78 (6)：606-610.

[169] 周光照，俞尚德．俞尚德主任医师治疗胃病用药举例．陕西中医学院学报，2015，38 (5)：25-26.

[170] 许延发，孙学军，苏小康．淋巴化疗在胃癌术中的应用．陕西医学杂志，1997，(4)：204-205.

[171] 王强，汪邵平，孙延平，等．结肠癌腹腔内淋巴化疗的临床研究．中华外科杂志，2000，(7)：23-25.

[172] 周军，辛旭，齐磊．白及混合微粒在食道中下段癌术中淋巴化疗的应用研究．陕西中医，2004，(1)：30-31.

[173] 姚毅波，苗占会，张丽娟．白及蜂蜜煎剂在防治食管癌穿孔中的作用．新乡医学院学报，1998，(4)：49-50.

[174] 张丽萍．白及治疗食道炎．中医杂志，1997，4：199.

[175] 万冬桂，李佩文，蔡光荣．白及防治放射性食道炎．中医杂志，1997，(4)：197.

[176] 何卫利．白及治疗食道炎．中医杂志，1997，4：198.

[177] 徐景藩．白及护膜　对消化道病有益．中医杂志，1997，(5)：261.

[178] 赵习德，孔祥梅，李卫河．白及为膏治疗上消化道溃疡．中医杂志，1997，(8)：455-456.

[179] 孔昭遐．白及治疗胃肠道疾病有良效．中医杂志，1997，(8)：454-455.

[180] 谢海洲．白及内服外用均有较好的止血作用．中医杂志，1997，(4)：197.

[181] 华乐柏．白及止泻效佳．中医杂志，1997，(7)：390.

[182] 苏玉杰，董琼芬，胡瑞，等．中西医结合治疗消化性溃疡并失血性休克疗效观察．现代中西医结合杂志，2015，24 (7)：722-724.

[183] 冯立国，耿琪瑛．烧伤涂膜剂治疗Ⅱ度烧伤681例．中华整形烧伤外科杂志，1995，(3)：188.

[184] 葛勤，刘同华，黄林清．中药白及作为血管栓塞剂及药物载体的研究概况．中国药房，2003，(5)：49-51.

[185] 沈映君．中药药理学．北京：人民卫生出版社，2000：1.

[186] 查圣康．白及胶浆的临床应用和实验观察．中国药学杂志，1966，(01)：43-44.

[187] 白及抗肿瘤作用研究简报．武汉医学院学报，1978，(02)：115.

[188] 郑传胜，冯敢生，周汝明，等．中药白及的新用途——栓塞肝动脉治疗肝癌．中华肿瘤杂志，1996，(04)：67-69.

[189] 黎维勇，冯敢生，郑传胜，等．5-氟尿嘧啶白及微球家兔肾动脉栓塞后体内药代动力学研究．同济医科大学学报，2001，(05)：501-502.

[190] 陈晓春，冯敢生，张润清，等．白及选择性肾动脉栓塞治疗肾错构瘤疗效观察．临床泌尿外科杂志，2000，(06)：253-254.

[191]　左霞常．白及在肿瘤治疗中的应用．中南药学，2015，13（1）：2.

[192]　柴建中，刘向军，于凤英，等．白及加明胶海绵栓塞治疗子宫肌瘤的临床应用．介入放射学杂志，2001，（06）：336-337.

[193]　牛惠敏，王治全，陈强．子宫肌瘤的介入治疗．现代医学影像学［J］，1998，6，126.

[194]　杨建勇，冯敢生．中药白及作为栓塞剂运用于骨骼肿瘤的治疗．放射学实践，1996，（02）：63-66.

[195]　邱翠华，黄玉秋，陈静．白及散外敷联合利普刀烧灼治疗慢性宫颈炎34例．中医研究，2013，26（03）：34-35.

[196]　王素霞，阎凌，刘瑞荣．黄连素配合十灰散治疗宫颈糜烂200例．陕西中医，2010，31（03）：265-266.

[197]　林霞．中药外敷治疗宫颈糜烂．浙江中西医结合杂志，2006，16（1）：60.

[198]　兰菁．凉血解毒方加减灌肠治疗宫颈癌放射性直肠炎的临床研究．湖南中医药大学学报，2016，36（4）：64-66.

[199]　谭志新．中西医结合治疗特发性血小板减少性紫癜48例临床观察．长春中医药大学学报，2011，27（5）：795-796.

[200]　邱大琳，陈蕾，李法庆．白及对小鼠骨髓细胞增殖和白细胞介素-2产生的影响．时珍国医国药，2006，（12）：2457-2458.

[201]　王正君．白头翁汤治疗肌衄．湖北中医杂志，2012，34（12）：54-54.

[202]　关秀莉．白及配伍地榆临床治验举隅．中国社区医师，2007，23（23）：42.

[203]　江超先，刘兴勤，黄萍．中西药结合灌肠治疗活动期溃疡性结肠炎39例临床分析．中国实用医药，2010，5（23）：67-68.

[204]　丁忠秋，吕昌良．中西医结合治疗溃疡性结肠炎35例临床观察．中国实用医药，2009，4（20）：109-110.

[205]　陆素琴．中西药联用治疗溃疡性结肠炎48例临床观察．江苏中医药，2004，25（11）：30.

[206]　刘溪，王立新．灌洗法及白及灌洗液在结肠人工肛门术后的临床应用．医学理论与实践，2010，23（8）：953-954.

[207]　吴松柏．复方白及地榆膏治疗肛裂55例．河北中医，2007，（02）：120.

[208]　朱峰．裂痛软膏治疗肛裂109例．陕西中医，2002，23（3）：225-226.

[209]　肖志成．自拟中药配方熏洗治疗肛裂30例．实用医药杂志，2013，30（08）：730.

[210]　王利兰．中药熏洗、坐浴治疗外痔引发的肛周湿疹42例．北京中医，2003，（03）：39-40.

[211]　王会轩．白及硫酸钡结肠造影诊断溃疡性结肠炎．中医临床研究，2013，5（17）：26+28.

[212]　李嵘，王喆之．白及的研究概述及其资源利用对策．中草药，2006，（11）：1751-1755.

[213]　任凤鸣，刘艳，李滢，等．白及属药用植物的资源分布及繁育．中草药，2016，47（24）：4478-4487.

[214]　李伟平，何良艳，丁志山．白及的应用及资源现状．中华中医药学刊，2012，30（1）：158-160.

[215]　李小泉，赵志国，龚庆芳，等．白及组培苗和分株苗植株的农艺性状和品质比较研究．中药材，2015，38（12）：2476-2479.

[216]　张建霞，付志惠，李洪林，等．白及胚发育与种子萌发的关系．亚热带植物科学，2005，（04）：32-35.

[217]　韦卡娅，刘燕琴，秦静，等．白及组培外植体的筛选研究．中国现代中药，2008，（05）：13-14.

[218]　徐德林，沈访，钱刚，等．不同激素配比对白及愈伤组织诱导、增殖和分化的影响．北方园艺，2016，（12）：157-161.

[219]　雷湘，黄梦瑶，昌艳霞，等．白及幼根组织培养技术研究．中国药师，2014，17（04）：613-614.

[220]　李雨晴，杨嘉伟，王康才，等．白及种子无菌萌发特性．江苏农业科学，2015，43（04）：253-255.

[221] 高晗，王毅敏，陈发菊，等．不同生长调节剂对白及无菌萌发及成苗影响．基因组学与应用生物学，2017，36（02）：784-790.

[222] 张燕，黎斌，李思锋．不同培养基上白及的种子萌发与幼苗形态发生．西北植物学报，2009，29（08）：1584-1589.

[223] 林伊利，李伟平，马丹丹，等．白及组培快繁的实验研究．中华中医药学刊，2012，30（02）：336-339＋450.

[224] 崔瑞勤，陈科力，徐雷．基于组培快繁技术的白及种子萌发和幼苗形态观察．江苏农业科学，2015，（2）：238-240.

[225] 翁夏蒙，鲁光耀，王莺妮，等．白及愈伤组织总酚含量测定及抗氧化作用研究．中药材，2013，36（01）：32-35.

[226] 石云平，赵志国，唐凤鸾，等．白及愈伤组织诱导、增殖与分化研究．中草药，2013，44（03）：349-353.

[227] 聂宁，朱艳，田梅，等．白及种子萌发及原球茎发育过程的细胞组织学观察．中国中药杂志，2016，41（08）：1446-1449.

[228] 徐德林，储士润，李树刚，等．四种天然添加物对白及组培苗诱导的影响．西南师范大学学报（自然科学版），2015，40（10）：181-186.

[229] Yang S，Tan Z. Advances in Tissue Culture Technology of Bletilla striata. Agricultural Science & Technology，2017，(No. 2)：201-202.

[230] 代建丽，张露，郭鲜蒲，等．赤霉素及光照对白及种子无菌萌发的影响．种子，2016，35（07）：18-21.

[231] Duran R，Coskun Y. In vitro Culture Response of Phalaenopsis Orchid by Different Carbon Sources. Journal of Biotechnology，2015，208：107.

[232] 邹娜，李意，连芳青．优良观赏药用地被植物——白及组织培养及快速繁殖研究．江西农业大学学报，2013，35（05）：950-955.

[233] 周涛，江维克，李玲，等．贵州野生白及资源调查和市场利用评价．贵阳中医学院学报，2010，32（6）：28-30.

[234] 张伦梅，熊云杰，谭林彩．白及高产栽培技术．现代农村科技，2011，（24）：5.

[235] 浦冠勤，李颖，孙兴鲁．小地老虎的发生与综合防治．长江蔬菜，2010，（19）：36-37.

[236] 曾令祥，杨琳，陈娅娅，等．贵州中药材白及病虫害种类的调查与综合防治．贵州农业科学，2012，40（07）：106-108.

[237] 卜瑞文，覃俊．白僵菌防治烟田小地老虎的仿真研究．软件导刊，2009，8（07）：95-97.

[238] 冯玉元．白僵菌防治烟田小地老虎试验．烟草科技，2006，（10）：62-64.

[239] 束长龙，谷少华，窦黎明，等．对小地老虎具有杀虫毒力的苏云金芽孢杆菌菌株的分离及鉴定．植物保护，2007，（05）：41-44.

[240] 郭小奇，林松，高宗仁．转 Bt 基因抗虫棉对小地老虎的抗性研究．河南农业科学，1999，（01）：26.

[241] 罗梅浩，杨铁钊，丁永乐，等．转双基因抗虫烟草对烟夜蛾和小地老虎幼虫的抗性．植物保护学报，1999，（03）：225-229.

[242] 张曼，韩亭亭，胡春芳，等．白及产业现状及可持续发展策略．中草药，2019，50（20）：5103-5108.

[243] 张卫明，马世宏，顾龚平，等．白及多糖胶皮肤毒理学安全性评价研究．中国野生植物资源，2003，（05）：59-61.

[244] 刘逢芹，夏丽娅．中药白及的现代研究概况．山东医药工业，2000，（5）：32-33.

[245] 芮海云，吴国荣，陈景耀，等．白及中性多糖抗氧化作用的实验研究．南京师范大学报（自然科学版），

2003，26（4）：94-98.

[246]　陈德利，施伟民，徐倩.中药白及促进角质形成细胞的游走.中华皮肤科杂志，1999，32（3）：161.

[247]　王凌云，岑颖洲，李药兰.海藻的特殊功能及其在化妆品中的应用.日用化学工业，2003，33（4）：258-260.

[248]　刘光斌，黄忠，黄长干，等.天然植物白及胶的功能及在化妆品中的应用.日用化学品科学，2005，28（8）：22-24.

[249]　石晶，罗毅波，宋希强.我国白及市场调查与分析.中国园艺文摘，2010，8：48-50.

[250]　巫传玲.微针技术在经皮和其他组织器官给药领域的研究进展.中国医药工业杂志，2018，49（09）：1221-1229.

[251]　Hu LL，Liao ZC，Hu QQ，et al. Novel *Bletilla striata* polysaccharide microneedles：Fabrication，characterization，and in vitro transcutaneous drug delivery. Int. J. Biol. Macromol. ，2018，117：928-936.

[252]　Lin JH，Lu CT，Hu JJ，et al. Property evaluation of *Bletilla striata*/polyvinyl alcohol nano fibers and composite dressings. J. Nanomater. ，2012，2012（6）：5.

[253]　Liu BS，Huang TB. A novel wound dressing composed of nonwoven fabric coated with chitosan and herbal extract membrane for wound healing. Polym. Composite. ，2010，31（6）：1037-1046.

[254]　吴德喜，赵明富，杨永红，等.白及药材中氨基酸和元素含量测定.中兽医医药杂志，2015，034（001）：51-53.

[255]　仇硕，赵健，唐凤鸾，等.白及产业的发展现状、存在问题及展望.贵州农业科学，2017，45（04）：96-98.

[256]　古春梅，罗欧，李丽琴，等.药用白及施肥技术研究进展.现代农业科技，2021：41-43.

[257]　赵章德.一种白及种植专用肥及其制备方法.CN108530234A.2018-09-14.

[258]　冯发方.一种白及种植专用基肥及其制备方法.CN111592421A.2020-08-28.